现代著名老中医名著重刊丛书·〈第九辑〉

祝谌予经验集

董振华
季　元　编著
范爱平

祝谌予　审定

人民卫生出版社

图书在版编目（CIP）数据

祝谌予经验集/董振华等编著．—北京：人民卫生出版社，2012.9
ISBN 978-7-117-16267-8

Ⅰ.①祝… Ⅱ.①董… Ⅲ.①中医学－临床医学－经验－中国－现代 Ⅳ.①R249.7

中国版本图书馆 CIP 数据核字（2012）第 181439 号

门户网：www. pmph. com	出版物查询、网上书店
卫人网：www. ipmph. com	护士、医师、药师、中医师、卫生资格考试培训

现代著名老中医名著重刊丛书
第九辑
祝谌予经验集

编　　著：董振华　季　元　范爱平
出版发行：人民卫生出版社（中继线 010-59780011）
地　　址：北京市朝阳区潘家园南里 19 号
邮　　编：100021
E - mail：pmph @ pmph. com
购书热线：010-67605754　010-65264830
　　　　　010-59787586　010-59787592
印　　刷：三河市尚艺印装有限公司
经　　销：新华书店
开　　本：850×1168　1/32　印张：9　字数：180 千字
版　　次：2012 年 9 月第 1 版　2023 年 11 月第 1 版第 8 次印刷
标准书号：ISBN 978-7-117-16267-8/R·16268
定　　价：23.00 元

打击盗版举报电话：010-59787491　E-mail：WQ @ pmph. com
（凡属印装质量问题请与本社销售中心联系退换）

出版说明

　　自 20 世纪 60 年代开始，我社先后组织出版了一些著名老中医经验整理著作，包括医案、医论、医话等。半个世纪过去了，这批著作对我国现代中医学术的发展发挥了积极的推动作用，整理出版著名老中医经验的重大意义正在日益彰显。这些著名老中医在我国近现代中医发展史上占有重要地位。他们当中的代表如秦伯未、施今墨、蒲辅周等著名医家，既熟通旧学，又勤修新知；既提倡继承传统中医，又不排斥西医诊疗技术的应用，在中医学发展过程中起到了承前启后的作用。他们的著作多成于他们的垂暮之年，有的甚至撰写于病榻之前。无论是亲自撰述，还是口传身授，或是由其弟子整理，都集中反映了他们毕生所学和临床经验之精华。诸位名老中医不吝秘术，广求传播，所秉承的正是力求为民除瘼的一片赤诚之心。诸位先贤治学严谨，厚积薄发，所述医案，辨证明晰，治必效验，具有很强的临床实用性，其中也不乏具有创造性的建树；医话著作则娓娓道来，深入浅出，是学习中医的难得佳作，为不可多得的传世之作。

　　由于原版书出版的时间已久，今已很难见到，部分著作甚至已成为中医读者的收藏珍品。为促进中医临床和中医学术水平的提高，我社决定将部分具有较大影响力的名医名著编为《现代著名老中医名著重刊丛书》并分辑出版，以飨读者。

第一辑　收录 13 种名著

《中医临证备要》　　　　　　《施今墨临床经验集》

《蒲辅周医案》　　　　　　　《蒲辅周医疗经验》

《岳美中论医集》　　　　　　《岳美中医案集》

《郭士魁临床经验选集——杂病证治》

《钱伯煊妇科医案》　　　　　《朱小南妇科经验选》

《赵心波儿科临床经验选编》　《赵锡武医疗经验》

《朱仁康临床经验集——皮肤外科》

《张赞臣临床经验选编》

第二辑　收录 14 种名著

《中医入门》　　　　　　　　《章太炎医论》

《冉雪峰医案》　　　　　　　《菊人医话》

《赵炳南临床经验集》　　　　《刘奉五妇科经验》

《关幼波临床经验选》　　　　《女科证治》

《从病例谈辨证论治》　　　　《读古医书随笔》

《金寿山医论选集》　　　　　《刘寿山正骨经验》

《韦文贵眼科临床经验选》　　《陆瘦燕针灸论著医案选》

第三辑　收录 20 种名著

《内经类证》　　　　　　　　《金子久专辑》

《清代名医医案精华》　　　　《陈良夫专辑》

《清代名医医话精华》　　《杨志一医论医案集》

《中医对几种急性传染病的辨证论治》

《赵绍琴临证 400 法》　　《潘澄濂医论集》

《叶熙春专辑》　　　　　《范文甫专辑》

《临诊一得录》　　　　　《妇科知要》

《中医儿科临床浅解》　　《伤寒挈要》

《金匮要略简释》　　　　《金匮要略浅述》

《温病纵横》　　　　　　《临证会要》

《针灸临床经验辑要》

第四辑　收录 6 种名著

《辨证论治研究七讲》　　《中医学基本理论通俗讲话》

《黄帝内经素问运气七篇讲解》　《温病条辨讲解》

《医学三字经浅说》　　　《医学承启集》

第五辑　收录 19 种名著

《现代医案选》　　　　　《泊庐医案》

《上海名医医案选粹》　　《治验回忆录》

《内科纲要》　　　　　　《六因条辨》

《马培之外科医案》　　　《中医外科证治经验》

《金厚如儿科临床经验集》　《小儿诊法要义》

《妇科心得》　　　　　　《妇科经验良方》

《沈绍九医话》　　　　　《著园医话》

《医学特见记》　　　　　《验方类编》

《应用验方》　　　　　　《中国针灸学》

《金针秘传》

第六辑　收录 11 种名著

《温病浅谈》　　　　　　　《杂病原旨》

《孟河马培之医案论精要》　《东垣学说论文集》

《中医临床常用对药配伍》　《潜厂医话》

《中医膏方经验选》　　　　《医中百误歌浅说》

《中药炮制品古今演变评述》《赵文魁医案选》

《诸病源候论养生方导引法研究》

第七辑　收录 15 种名著

《伤寒论今释》　　　　　　《伤寒论类方汇参》

《金匮要略今释》　　　　　《杂病论方证捷咏》

《金匮篇解》　　　　　　　《中医实践经验录》

《罗元恺论医集》　　　　　《中药的配伍运用》

《中药临床生用与制用》　　《针灸歌赋选解》

《清代宫廷医话》　　　　　《清宫代茶饮精华》

《常见病验方选编》　　　　《中医验方汇编第一辑》

《新编经验方》

第八辑　收录 11 种名著

《龚志贤临床经验集》　　　《读书教学与临症》

《陆银华治伤经验》　　　　《常见眼病针刺疗法》

《经外奇穴纂要》　　　　　《风火痰瘀论》

《现代针灸医案选》　　　　《小儿推拿学概要》

《正骨经验汇萃》　　　　　《儿科针灸疗法》

《伤寒论针灸配穴选注》

第九辑　收录 11 种名著

《书种室歌诀二种》　　　　《女科方萃》

《干祖望医话》　　　　　　《名老中医带教录》

《班秀文妇科医论医案选》　《疑难病证治》

《清宫外治医方精华》　　　《清宫药引精华》

《祝谌予经验集》　　　　　《疑难病证思辨录》

《细辛与临床　附（疑难重奇案七十三例)》

　　这些名著大多于 20 世纪 60 年代前后至 90 年代后在我社出版，自发行以来一直受到广大读者的欢迎，其中多数品种的发行量达到数十万册，在中医界产生了很大的影响，对提高中医临床诊疗水平和促进中医事业发展起到了极大的推动作用。

　　为使读者能够原汁原味地阅读名老中医原著，我们在重刊时尽可能保持原书原貌，只对原著中有欠允当之处及疏漏等进行必要的修改。为不影响原书内容的准确性，避免因换算等造成的人为错误，对部分以往的药名、病名、医学术语、计量单位、现已淘汰的临床检测项目与方法等，均未改动，保留了原貌。对于原著中犀角、虎骨等现已禁止使用的药品，本次重刊也未予改动，希冀读者在临证时使用相应的代用品。

人民卫生出版社
2012 年 6 月

焦序

  "中医药学是中华民族优秀的传统文化，是我国卫生事业的重要组成部分，独具特色和优势"（《中共中央、国务院关于卫生改革的决定》）。中华民族有 5000 多年的历史，创造了丰富多彩、光辉灿烂的文化，对人类做出了巨大贡献。中华文化善于吸收外来文化，取长补短，丰富自己，发扬光大。19 世纪以来，西风东渐，因而我国近代已成为既有中医，又有西医，中西医学并存的国家。新中国成立以后，党和政府制定了中医政策和中西医结合方针，使中西医学都得到了蓬勃发展，中西医结合已取得很大的成绩。

  祝谌予教授，高中毕业后拜师于北京四大名医之一施今墨先生门下，白天侍诊于左右，晚间聆听中医经典的讲授，诊余抓紧时间学习历代医家名著，求教恩师，孜孜六载，尽得其传。学成以后，又东渡日本，在金泽医科大学攻读西医四年。回国后，采用西医诊断、中医辨证相结合的方法，为患者诊疗疾病，每每著手成春，颇得病家好评。

  祝老中医基础深厚，又熟通西医，多年来在临床既要求明确西医诊断，不断吸收西医学的研究成果，又非常重视中医辨证论治的灵活运用，主张"中医为本，西医为辅"。例如，给学生讲授"王清任对活血化瘀的贡

9

献"时指出："现代有些活血化瘀方，脱离了中医理论，活血方中单用几味活血药，把中药讲究的气血配伍分割开了，总感到有些废医存药的味道。"在诊治"肺泡蛋白沉积症"的验案中，强调"对某些疑难病症必须遵循中医辨证论治"的原则。在诊治冠心病之"痰阻气机"证时，以"心胃同治"为立法，指出"健脾胃，补中气，脾健旺则痰湿自化，脉道通畅。如不审证求因，而执化瘀通络法，效果很难理想"等等。更为难能可贵的是，他既深入研读经典著作，又对脏腑、奇恒之腑以及施今墨药对用法等进行研究，均提出了自己的新看法，总结出新经验，并且结合自己丰富的临床经验所得拟定了不少新药方。例如，降糖对药方、五子定喘汤、抗心律失常方、清肝降酶汤、诃子亮音丸、四藤一仙汤、促孕基本方等，都对后学有极大的启发和帮助，增加和丰富了中医药学的新内容，促进了中医药学的新发展。祝老经过 60 余年的临床实践，把自己丰富的经验体会总结归纳，提炼升华，形成其学贯中西，博采众长，师古不泥古，勇于实践创新，既提倡中西医结合，又强调辨证论治的学术特点，堪称临床大家、杏林巨擘。

　　本书作者董振华、季元、范爱平 3 位学者，都是长期从事临床、教学、科研工作，并师从祝老多年的中年医学专家，是继承发扬中医药事业的骨干力量。他们事业心强，聪颖好学，拜师以后更加刻苦努力，虚心求教，躬行实践，对恩师的学术思想和临床经验，均有较深入的领悟。虽然学业有成，但仍竞业不止，勇于实践，善于总结，经过多年勤奋工作，年积月累，集腋成裘，编著成《祝谌予经验集》这一巨著。书中分为7部分论述祝老的宝贵经验：第一部分"兢兢岐黄术，拳拳济世心"主要论述祝老的治学经历和医德风范；第二部分"古为今用，推陈出新"主要介绍了祝老的治学经验；第三部分"学术思想"论述了"力倡中西医结合，强调辨证论治"、"突出气血辨证，推崇活血化瘀"、"重视脾肾固本，善调先后二天"等思想观点；第四部分"临证特色"论述了祝老对内科10余种难治疾病和血证、痛证、郁证、痹证等病证的辨证论治方法和中西医结合的灵活应用，并介绍了五官科、妇科等疾病的诊治经验；第五部分"方药纵横"阐发了关于古方新用，创制新方的经验和观点；第六部分"医论医话"综述了祝老关于中医理论、药性变化以及历代医家经验的学习体会和应用方法；最后部分"验案选析"的特点在于每一验案的"按语"部分，密切结合实践，介绍祝老灵活运用中医药学理论，恰当结合西医学认识，强调辨证论治的学术精华，具有画龙点睛之妙。

　　本书医学理论密切联系临床实际，既有继承又有创新，内容丰富，文笔流畅，持论平实，是一部意义大、水平高的医学著作。相信本书问世后，对中医药学的继承发扬，对医疗、教学、科研工作的开展，对中西医结合事业的发展和中医药学现代化建设，都将产生积极深远的影响。

　　恭祝祝老后继有人，可喜可贺！故乐为作序。

焦树德

1999年6月于自勉斋

中、西医学并存是中华民族特有的财富。中、西医学共同发展是人民的需要，也是半个世纪以来党和国家英明决策的结果。中、西医学彼此借鉴、渗透，最终融为一体，是科学发展的必然，然而需要假以时日，经过漫长的道路。中、西医学界的有志之士，无不愿意在此过程中劈石开路，效尽愚公之力。

精通中医的人多去了解西医，从事西医的人学习一些中医，是时代的实际要求，也是患者的需要。掌握两种手段的医家拥有更多的医疗套路和招法，临床处理游刃有余，患者受益倍增，何乐而不为！但是，更高层次的中西医结合，还在于中、西医学的融会贯通，取长补短，在于医理上达到有机的结合，能够在统一的医理指导下，有目的、有选择地运用中、西医学手段，维护健康，战胜疾病。当然，人们还希望中西医结合能够产生更有指导意义的理论，要求有志于此的临床家和学者，在实践中多联想和多思考，日积月累，积少成多，使诸多设想汇集起来，形成一套言之有据的理论体系用于指导临床实践。

祝谌予教授是一位著名中医，有丰富的临床经验和渊博的理论知识。祝老的成功基于孜孜不倦的工作精神，勤于思考的治学之道。早年师从北京名医施今墨先生，六年后负笈东瀛，学习西医，归国后长年从事中医临床及教学工作。正因为有此独特经历，故而一向思想开朗，眼界开阔，勇于革新，乐于接受新鲜事物，不愧为我国中西医结合的先驱，中医现代化之楷模。祝老治学严谨，有许多创新的医理及治法，师古而不泥古，博采众家之长。融会中西，推陈出新，是祝老主要治学之道。加之，祝老长年从事教学，擅于说理，思路清晰，因而立论鲜明，学术思想突出，理论联系实际。

祝老的学术思想和临床经验是宝贵的医学财富，急待整理成文，以利后人。本书的作者，有的毕业于中医学院，有的来自西医院校，均长期跟随祝老从事医疗活动，对恩师的实践经验和学术思想都有较深的领悟，不仅学到了祝老的独特治疗经验，而且也掌握了相关的学术思想。他们勤奋好学，亲聆教诲，日积月累，年复一年，已经收集了丰富的资料，现藉集体力量，整理归类，使成系统。特别是本书将其零散者归纳，从实践经验推及理论认识，如实而系统地反映了祝老的临床诊治经验和学术思想特色，辅以方药心得和医话医论，内容的深度和广度远远超出过去的祝氏医案、经验汇编。门生的刻苦努力，兢兢业业，好学不倦，善于总结，也是取得成功不可缺少的要素。老西医何尝不盼望也有这样的授业方式呢？

本书的另一优点是文笔好，精炼典雅，流畅爽朗。中年医学人员能有如此语言文字修养，是十分难能可贵的。医学的对象是人，交流沟通、表达理解，离不开语言和文字。因此，一名好的医生也应该具有良好的语言

14

文字修养和表达能力，精湛的文笔为本书增色不少。

　　本书三位作者做了一件有意义的事，把老中医的经验继承了下来，并整理成书以利推广，对中医现代化、对中西医结合工作，都是一个贡献。

张之南

北京协和医院

1999 年 6 月

祝序

　　中医药学源远流长，中医理论博大精深，中医学术代有传人，师带徒师传口授的方式是中医学传统教育的重要内容。余 19 岁时师从京城名医施今墨先生，经六载甘苦而得其传。施今墨先生主张革新中医，重视临床实践，余在行医过程中亦深感医道尚有不足，遂东渡日本研修西医，中西医学互参而使医术日臻提高，由此抱定走中西医结合道路的信念。

　　屈指算来，余从事中医和中西医结合临床、教学、科研工作已 60 余年，精勤诊治病人而不敢有丝毫懈息。数十年来所积临证经验，对个人虽为安身立命之根本，于国家乃为茂盛杏林之一木耳。将余平生管见传于后学，造福健康，战胜疾病，为弘扬祖国医学做微薄贡献，是余晚年由衷心愿。

　　幸喜党和国家十分重视老中医学术经验继承工作，为振兴中医药事业为吾侪遴选配备有培养前途的中青年医师为后继传人，作为继承和发展中医药事业的骨干力量。余之学生董振华、季元、范爱平跟师学习有年，后又经国家"两部一局"审核批准为余之学术继承人。拜师以来，他们尊师重教，勤奋好学，悉心钻研，善于总结，医技学识与日俱增，不断有专业文章发表，学业有成。出师以后，在临床工作之余不惜花费大量时间精力

17

整理总结老师医疗经验，参加《祝谌予临床经验集》一书的编写，编著出版《祝谌予临证验案精选》一书，收集整理余临床验案 15 万言。现又编著出版《祝谌予经验集》，是书经余逐段逐句审阅，将余业医 60 余载所积学术专长和医疗经验进行了系统总结归纳，使之贡献于国家医药卫生事业，为维护人民健康服务，甚得我心，甚合我意。

几位后学俊彦在治学道路上不畏艰辛，刻苦努力，收获颇丰，致使从医功底更加深厚，临床疗效逐步提高。中医药事业后继有人，老翁喜不胜之，欣然作序。

祝谌予

北京协和医院

一九九九年己卯岁初，时年八十五岁

目录

19

21

兢兢岐黄术　拳拳济世心

——记著名中医专家祝谌予

祝谌予先生是我国中医界的知名人士，著名的中医临床家和教育家。30 年代他师事北京四大名医之一施今墨学医，深得其传，致力于中医学理论的学习、研究和临床医疗实践。1939 年祝氏留学日本，系统学习西医 4 年，归国后行医开业即应用中西两法诊治疾病。1957 年他任北京中医学院教务长，长期从事课堂与临床教学工作，参与制定全国中医学院教学大纲和课程设置等工作，提出中医教学应早临床、多临床，理论联系实际的教学观点。70 年代祝氏曾在中国医学科学院主持开办 10 期离职西医学习中医班，培养了大批中西医结合骨干力量。1975 年他又担任北京协和医院中医科主任，潜心研究糖尿病的中医药疗法，颇有建树。他率先总结糖尿病的中医辨证分型，提出气阴两伤与气虚血瘀辨证，并结合血液流变学检测，首创应用活血化瘀法治疗糖尿病的新途径，已获国内同行公认。

祝氏在学术上提倡中西医结合，强调辨证论治，注重医疗实践，擅长治疗糖尿病、胃肠病和妇科病。他医术精湛，医德高尚，牢记周总理对病人要"来者不拒"的教诲，全心全意诊治病人，救死扶伤，深受患者欢迎和赞誉。

祝谌予，原名慎余，1914 年 11 月 30 日生于北京。

祝家原是米商，为京中望族，阖族百余人居一宅中，然无人业医。祝氏 19 岁那年，母亲罹患重病，壮热神昏，狂躁谵语，遍请北京中西名医诊治皆无效验。唯有服施今墨先生的中药后病情好转，但因不久施先生去南京等地出诊，祝母病情反复，再延他医，每药愈重，终至无救而逝。祝母病危之时曾请某医，该医生看过病人之后，只说："不治之症"，便索要昂贵的出诊费登车而去。祝氏兄弟几人跪求于地也无济于事。这件事使年轻的祝谌予内心受到很大的震动，深感做一名医生应负有救死扶伤、济世活人的重大责任，遂萌学医之志。1933年 9 月，祝氏在北京汇文中学毕业后，经多方苦求，终于拜施今墨先生为师，开始了医林生涯。

施今墨当时为北京四大名医之一，博学多才，医术精湛，医德高尚，不管病家贫富贵贱，均竭力救治，故其诊务极为繁忙。祝氏的学医生活很艰苦，最初与师兄弟李介鸣、张遂初、张宗毅 4 人每日上午在华北国医学院侍诊于先生，抄写药方，最多达百余人次。下午随先生出诊，约有七八家。晚间，施先生聘请中医理论造诣较深的周介人老先生为他们讲授《内经》、《伤寒论》、《金匮要略》等中医经典著作。祝氏勤钻博采，学而不倦，在整理和学习施先生医疗经验的同时，还涉猎了后世大量中医名著，奠定了坚实的中医理论基础。他在侍诊之时，凡有不解之处辄求教于先生，点滴心得，集腋成裘，经过多年积累，不仅保存了老师的宝贵经验，而且继承了施氏的学术思想，著名的《施今墨药对》就是他这样收集和整理出来的。在此期间，祝氏还精心整理施先生的临床治验，编辑成《祝选施今墨医案》，付梓后深受中医界欢迎，影响较广。

1937年"七七事变"后，祝氏随施先生徙居天津，并开始单独挂牌行医。由于他得自施氏真传，运用得当，疗效颇好，就诊者日渐增多。但祝氏感到自己套用施氏经验方药时，常知其然而不知其所以然，意欲深究其理。施今墨先生在学术上无门户之见，一贯提倡革新中医和中西医结合，并素以西医诊断、中医论治相互佐证为其主张，要求祝氏阅读一些西医有关解剖、生理、病理方面的书籍，开阔思路，祝氏读后更激发起求知的欲望。施先生对祝氏勤学善问的精神倍加赞赏，遂将长女施越华介绍与他，两人于1939年同渡日本留学，祝氏入日本金泽医大医学专门部系统学习西医，施越华专攻药学，4年后毕业两人归国结婚。祝氏毕业之时，学校的冈本教授挽留他继续攻读博士学位，以便留日工作。但祝氏学习西医，是为更好革新中医，当时日寇侵华气焰嚣张，他惦念着祖国的命运和自己为之奋斗的中医事业，他说："我的祖国是中国。"毅然返回祖国。

1943年祝氏回国，他虽开西医门诊行医，但多数情况下是采用西医诊断、中医论治，即中西医理互参的方法诊疗疾病，疗效进一步提高。1945年抗战胜利，日寇投降，祝氏应用中西医结合方法治愈了当时交通部八区公路局长罗英之子的骨结核病。1947年祝氏应罗邀请，携妻带子举家迁往昆明，任第四区公路局医务室主任。昆明解放前夕，物价飞涨，生活维艰，祝氏只好下班后在家中开业，得取收入，养家糊口。曾有人劝他出国或去台湾，他坚决拒绝，终于迎来了昆明和平解放。解放后，祝氏任第三公路工程医务室主任，负责修筑昆洛公路的医疗工作。1954年任工地医院院长，一直从事临床医疗。

1956年国务院决定筹建北京中医学院。需要既会中医又懂西医的人选，周恩来总理问询施今墨先生，施先生随即推荐祝谌予。周总理亲自用电报和长途电话，敦促有关部门速把他调回北京。祝氏回京后，先在中医研究院举办的全国离职西医学习中医班执教，1957年7月出任北京中医学院教务长。学院建校伊始，既无教学大纲和正规教材，又无富有教学经验的师资，教师多数为原来开业中医，只有带徒经验，不曾组织过课堂教学。祝氏将这种不符合教学规律的状况反映到卫生部，在副部长郭子化主持下，会同上海、成都、广州4个中医学院的教务长，在京共商教学大纲和课程设置等问题，制定出一套前所未有的中医教学体系，为系统培养中医专业人才打下了基础。祝氏同时兼任金匮教研室主任，他本着古为今用的原则，从临床实践出发教授中医经典《金匮要略》，并结合现代临床所见扩大古方的使用范围，使学生对学习中医产生了浓厚兴趣，坚定了继承与发扬中医事业的信心。

1962年，祝氏与翟济生等人一起，在施今墨先生指导下，开始整理施氏医疗经验。他们从施氏解放后诊治的3万多医案中，选出学术思想独特、疗效卓著者300余例，打印出来，广送中医名家，征求意见，至1966年初稿基本整理完毕。1969年他病危时还一再叮嘱："我虽然今后不能再看病，我的这些经验对人民是有用的，一定要整理出来，让它继续为人民服务。"祝氏等铭记于心，以后几经周折，五易其稿，终于定名为《施今墨临床经验集》，1983 年由人民卫生出版社出版问世。

1966 年"文革"中间，祝氏被扣上"反动学术权威"等帽子遭受迫害，扫地出门，但他始终认为用自己所学的本领为人民治病是正确的，造反派不让他在学院或医院看病，他就在家中开办家庭义诊。1972 年，祝氏被借调到中国医学科学院，主持开办了 10 期离职西医学习中医班，其中许多学员现已成为中西医结合的骨干力量。1975 年他调到北京协和医院担任中医科主任、教授，主要从事临床和科研工作，尤其侧重于中医治疗糖尿病和妇科病的研究。

祝氏追求进步，热爱中国共产党和社会主义建设事业，早在 1950 年云南解放时，他就深感共产党拯救人民于水火之中，与国民党相比有天壤之别，并首次提出参加共产党的要求。30 多年来他经历过多次政治运动，始终矢志不移，多次提交入党申请，终于在 1985 年加入中国共产党，实现了多年夙愿。1987 年他光荣离休。

祝氏还担任过中国中西医结合研究会副理事长，中国中医药学会理事，中国医学科学院学术委员会委员，第五、六届全国政协委员，第七届北京市政协副主席，中国农工民主党第十届中央委员及北京市主任委员等职。现任北京协和医院教授，北京中医药大学客座教授，第八届北京市政协副主席。1995 年中国医学科学院授予"名医"称号，是全国首批 500 名老中医专家学术经验继承工作的指导老师之一。他还担任了党和国家领导人的保健工作，享受国务院颁发的"政府特殊津贴"。

祝氏在学术上提倡中西医结合，认为中西医各有所长，亦各有所短，尽管形成的理论体系、诊断方法和病名不同，但可以通过辨证与辨病相结合的途径统一于病人身上，只有相互佐证和补充，才能提高疗效。早在1940 年他编辑《祝选施今墨医案》时，即打破传统中医医案的常规，始应用西医病名，并附中西两说。80年代出版的《施今墨临床经验集》就是按西医的生理系统或病种分类编排，有利于体现审证论病的中西医结合特点。祝氏任北京中医学院教务长期间，始终主张中医学院学生应根据毛泽东主席提出的"中医也要学习生理、解剖、病理"的指示，安排学生除了学习中医专业课程之外，西医理论也一定要学；目的是培养既能够掌握中医理论，又具有一定西医学知识的中医人才，实践证明这是正确的。祝氏临床善用中医辨证、西医辨病、辨证与辨病相结合的方法。他认为，运用西医现代仪器确诊的一些疾病，再从中医角度去辨证用药，会使古方得到新用，开创用药新途径；运用西医化验手段，以客观指标检验中医的治疗效果，能促进中医治法的发展。因此中西医结合不是中西药合用或废医存药等形式上的结合，而应是从理论到临床融会贯通式的有机结合。

祝氏重视临床实践，强调理论联系实际。他躬身临床工作数十年，若无特殊情况始终坚持大量的门诊工作。他认为，判断一个医生水平的高低，不仅要看其理论水平多高，更要以治疗效果为衡量标准，理论水平再高，治不好病，就没有说服力。在教学方面，他不仅提出中医学院的学生要早进临床和多参加实践，而且要求讲授基础理论的教师也具有带学生参加见习或实习的能力，授课内容应符合临床需要，以便使学生注重理论和实践的具体结合。

祝氏治学态度严谨，实事求是，师古而不泥古，敢于创新。他常说："对待中医遗产，应有批判有分析地继承，不能循规蹈矩、古人怎样说我们就怎样用、古人没有说的我们就不敢用，否则思想束缚在本本中，中医学术很难继续发展。"祝氏曾治过1例少见的肺泡蛋白沉着症患者，西医诊断明确，但何种药物能够消除肺泡中沉着的蛋白？古人没有先例，古医籍也无记载。他根据中医辨证原则，采用张锡纯创制的升陷汤（黄芪、知母、升麻、柴胡、桔梗）加味，配合西医超声雾化吸入疗法，治疗月余，患者症状大为改善，复查肺功能也有明显恢复。因此祝氏提出，对某些西医确诊的疑难病症，要遵循中医的辨证原则遣方用药，在取得疗效的基础上进行现代药理实验研究，以明确其治疗机制。再付诸临床，能提高疗效和阐明中医理论的部分实质。如过敏煎（银柴胡、防风、乌梅、五味子、甘草）是经药理研究证实具有较强抗变态反应的验方，祝氏常用于治疗荨麻疹、湿疹、支气管哮喘等过敏性疾患，如果根据不同临床症状结合中医辨证加减，则效果更好。

祝氏擅长治疗中医内科病和妇科病，对于研究糖尿病的中医疗法颇有建树，是他开创了应用活血化瘀法治疗糖尿病的新途径。他在北京协和医院曾开设中医治疗糖尿病专科门诊，在继承施今墨治疗糖尿病经验的基础上，进行新的探索：糖尿病属中医消渴范畴，而历代文献均从阴虚燥热立论，三消分治着手。祝氏经过系统观察，发现该病90％以上都不同程度地伴有气虚见证，总结出气阴两伤、脾肾亏损才是糖尿病的中医病机。他又进一步发现该病合并有大血管或微血管病变者，多具有刺痛、麻木、皮肤青紫、舌质紫黯或有瘀斑等血瘀征象，结合血液流变学测定或微循环检查均呈异常，部分患者经用活血化瘀中药为主治疗取效满意，因而提出了活血化瘀法治疗糖尿病的新见解，目前已被国内同行公认和证实。

祝氏治疗妇科病侧重于益气养血和培补脾肾，他总结出的一套治疗妇科病的有效方药和服药方法颇有祝氏特点。例如治疗妇女更年期崩证，本着"急则治其标，缓则治其本"的原则，常用补中升清、固冲摄血法以止血，俟血止后再滋养肝肾以固其本。若检查有子宫肌瘤者则用软坚消癥法，一般用丸药20天，另10天待经前开始服汤药控制经血过多。其它如用艾附四物汤加味治疗痛经，用五子衍宗丸加味治疗闭经或不孕，用芩连四物汤加味治疗更年期综合征等，均是祝氏多年的经验效方。

祝氏年轻时深感求医不易，自学医之后每把为病人解除病痛视为人生最大的快乐。1964年，他作为第四届全国政协列席代表出席会议，并代表医卫组在大会发言，提出了医疗服务态度问题。会议休息时，周总理来到祝氏等几位医生面前，语重心长地说："你们做医生的很辛苦，如果对病人能来者不拒就不错了。"从此，总理"来者不拒"这句话在祝氏心里扎下了根。他开始利用业余时间在家设"家庭义诊"，尽管忙碌了一天，身体疲劳，但只要有人看病，就"来者不拒"。就诊的对象既有国家干部、知识分子，也有普通工人、农民、军人，不论他们职位高低，一律按先来后到顺序排队，即便亲友也如此，而且完全是义务诊治，分文不取，并无数次拒绝病人的礼品、礼金。他还常常到工厂、部队、矿区、农村参加各种形式组织的义诊，就连出差途中、会议间隙，甚至住院时自己躺在病床上，只要有人求诊，他都像春蚕吐丝那样，为病人无私地奉献着一切。他人到哪里，义诊就到哪里。祝氏出门诊时，不少病人点名挂号，每次都近七十个号，助手和学生怕他身体吃不消，想控制门诊量，而他总是满足病人要求，尽最大努力为所有挂号病人认真治疗。对外地病人来信求医问药，祝氏亲自每信必复，邮寄药方，使他们得到满意的答复，仅 20 年复信就达数千封之多，从未间断。"来者不拒"已成了祝谌予的座右铭。他说："我越是年龄老，就越应该分秒必争，在自己的有生之年，不仅要做好医疗工作，而且要把多年的临床经验留给后人，造福人民。"祝氏将毕生的精力都奉献给了祖国的医学事业。

9

古为今用　推陈出新

——祝谌予治学经验简介

祝谌予教授具有学贯中西医的渊博知识和精湛高尚的医术医德，他在中医学术方面的建树和在临床医疗上所取得的成就，与他严谨求精的治学态度和不懈探索的治学精神密切相关。在祝氏从医执教的 60 余年中，可以窥出其不同时期的治学风格和特点。我们有幸忝列门墙，亲聆教诲，受益匪浅，兹就学习所得介绍如下。

勤求古训　师古不泥古

祝氏早年亲炙于中医临床家施今墨先生门下，受业六载，尽得其传。在施先生的指导下，他学而不倦，博览群书，以《黄帝内经》、《难经》为登堂之阶，以《伤寒论》、《金匮要略》作入室之门，先后涉猎了《备急千金要方》、《外台秘要》、《赤水玄珠》、《张氏医通》、《临证指南医案》、《医学心悟》、《医林改错》等历代名著，奠定了坚实的中医理论根底。此时期，祝氏年轻气盛，思想活跃，敢于问疑，每每学有所得。他认为《黄帝内经》是中医理论体系之渊源，充满着朴素的唯物论和自发的辩证法思想，必须认真钻研。《内经》一书，以阴阳五行学说为纲，整体观念为指导，所阐明的藏象、经络、病机、诊法、治则等内容，对我们现代临床都有原则性的启示。如曾有患者汗出不止，前医屡用玉屏风散加味治疗无效，祝氏根据《内经》中"汗为心之液"的观点，易以滋养心阴法治愈。祝氏治疗各种心脏病凡是脉律不整者，喜用生脉散加味，也是基于《内经》"心主血脉"的理论。再如长期尿血的病人，俗医治疗往往囿于血热妄行之论，应用大量滋阴补肾、凉血止血等寒凉药物，殊不知遏闭内热，不得透发，类似于温病之"冰伏"，祝氏则遵《内经》"火郁发之"的治则，常在主方中加入麻黄、荆芥等一二味辛温之药，升散郁火，以热引寒而一举取效。

初学中医古籍者往往易入"为古而古"之路，即把前人的说教奉为金科玉律，人云亦云，不知所宗，理论与实际脱节，祝氏则不以为然。他常说："学习、继承中医理论，应本着实事求是的科学态度，有分析、有批判地接受这份遗产，不能过于迷信古人，瑕瑜不分，要去粗取精，敢于突破，推陈出新，中医学术才能发展。"祝氏对清代医学家王清任敢于疑古、重视实践、勇于创新的精神十分钦佩。他认为在封建意识浓厚的旧时代，王清任敢于对古籍中有关人体解剖的论述提出异议，并亲自实践，探索人体内部构造，而在我们科学昌盛的现代，还有些人遵经循古，或者"言不引岐黄，不足以立论"，或者承认我国古代有解剖知识，但当与现代解剖学对不上号时，却又说古人讲的脏腑不是现代解剖学的脏腑，凡此种种，均有碍于中医学术的发展。祝氏以王

清任为楷模，如他研究《内经》时，发现书中既然已把
"胆"归属于六腑之一，同时又将其与脑、髓、骨、脉、
女子胞并列入奇恒之腑，自相矛盾，感到费解。因为凡
奇恒之腑，大多主藏储阴精和生长变化，唯胆是消化器
官。《内经》时代，已有一定的解剖知识，古人既能发
现藏于体内的女子胞之功用，为什么不能发现体外男性
睾丸的功用呢？而遍阅《内经》全书并未提及，很可能
有误。据祝氏查考，《内经》的语言现象以中原地区为
主，河南方言称睾为卵，卵与胆音近，因而推测《素
问·五脏别论》中奇恒之腑的胆是卵字之误，为我们学
习《内经》提出新见解。且不论这种认识是否完全正
确，但可以看出祝氏刻苦钻研、勇于探索的治学精神。

祝氏非常推崇后汉张仲景的《伤寒论》与《金匮要
略》，认为仲景之书开中医辨证论治之先河，理法方药
悉备，临床价值极高。但是由于经过年移代革，辗转传
抄，以致错简和脱落的条文甚多，造成学习上的困难。
祝氏在北京中医学院讲授《金匮要略》时，本着古为今
用的原则，从临床实际出发，教给同学们以方测证或以
证测方的学习方法，并以书中方剂在临床出现的重复率
和有效率，说明张仲景认证之准、组方之严、选药之
精，进而扩大了古方治疗现代疾病的范围。这种理论联
系临床、发展创新的授课方法，使学生们产生了浓厚的
兴趣。祝氏还将自己多年来运用经方的心得体会总结为
《若干古方之今用》，多次授课和讲座，深受欢迎。他认
为，中医经典理论应当与现代临床紧密联系，如他常用

葛根汤加味治疗面神经麻痹、三叉神经痛、妇女产后身痛；用柴胡桂枝汤治疗长期发热、慢性肝炎；用桂枝加龙骨牡蛎汤治疗神经衰弱、更年期综合征；用桂枝芍药知母汤加减治疗痛风、类风湿关节炎等等，均不脱离中医辨证论治的原则和遣方用药的根本。

传统中医的学习方法特别讲求"背功"。过去中医以师带徒的方法为主，学生对基础理论尚一知半解时，老师便指定一些汤头歌诀、药性赋、脉学入门等书籍让其终日背诵，世代相袭。不可否认，这种"背功"在中医教育史上确实起到了重要作用，但也容易造成重专轻博、死啃书本的倾向。因此，祝氏不主张读死书，即不假思索式地死记硬背。他提出读古医籍要善解其意，在充分理解原文的基础上取其精华，弄通其含义，把书本知识付诸临床，潜心揣摩，日久则能应用自如，得心应手。他曾看到有个别中医学院学生虽在平时能背出数百个方剂的药物组成，然而到临床实习接触病人，却无所适从，开不出处方来，这说明对方剂的主治与适应证根本没有理解，所以不知如何施用；有些人即使能开出处方，也只是机械呆板地套用，不会灵活加减。所以祝氏认为应在理解的基础上加强记忆，况且经典中也存在某些文义不明、前后矛盾、颇有争议的条文，一定要学生不加分析死记硬背，大可不必。

祝氏治学的另一特点是无门户之见，虚怀若谷，不耻下问。只要能提高临床疗效，为患者解除痛苦，不论是经方、时方，还是单方、验方，靡不备采。他回忆30年前曾治1例久咳不愈的老妇，经多医诊治均无显效，后经服某民间验方豁然而愈。索方观之，仅用钩藤、薄荷两味药，沸水冲后代茶频饮。祝氏细究其理：钩藤甘寒，入肝、心包经，熄风解痉而轻清透热；薄荷辛凉，入肺、肝经，清热解表而芳香疏风。二药相伍，清肺平肝，疏风清热，利咽止咳，且用沸水冲饮取其轻扬之性，适用于肺肝风热，咽痒喉干，久咳不愈之证。以后凡遇此病，用之颇为灵验。1975年春，祝氏会诊抢救一肝性脑病患者，见其神昏谵语，狂躁打人，无法继续给药。家属举荐一验方，主要成分为牛黄、麝香等十几味药，祝氏阅后，根据病情将原方精减为六味，研为粉剂用水灌服，两天后患者神志清醒，回答问题确切，转危为安。后来该方被定名为"牛麝散"，曾配合西药抢救多例肝性脑病和高热昏迷患者，效果满意。又偶得治疗溃疡病验方"钟乳石方"（钟乳石、黄柏、肉桂、蒲公英、生甘草），经祝氏反复验证摸索，发现本方寒热平调，脾肾双补，用于溃疡病属于寒热凝结，虚实夹杂，胃热肾虚者，确有效验。

随着医疗任务与职责的确定，祝氏后期治学更为注意临床研究和提高疗效。他认为系统学习中医理论是必要的，但也不能忽视平时对医学知识的零积碎累，这也是他从医多年的切身体会。他常提起当年随师侍诊的往事，凡有所疑就请教老师，并把施先生平时所讲录之于册称为"零金碎玉"。不仅保留了老师宝贵的临床经验，而且继承和发展了施先生的学术思想。如他发现施老临证处方时总是双药并书：白茅根配鲜芦根、车前草配旱莲草、紫石英配紫贝齿……等等，于是细心收集整理出一百多组对药。施先生讲，自己在阅读古籍时，发现古方中有许多起关键作用的药物往往成对出现，或一寒一热、或一升一降、或一气一血、或一散一收，有的相互配合增强疗效，有的相互制约防其偏胜，不仅非常符合中医"阴平阳秘"、"以平为期"的理论，而且具有正反双向调节的作用。以后祝氏验之于临床，并在此基础上形成自己的用药特点。如目前常用的降糖对药方（生黄芪、生地、苍术、玄参、葛根、丹参）即是对施今墨治疗糖尿病经验的发展和创新。祝氏精心整理成的"施今墨药对"，曾在北京中医学院开办讲座，引起很大反响，大家争相传抄，流传甚广。后经吕景山同志进一步整理补充，编辑为《施今墨对药临床经验集》正式出版。

祝氏曾说："要学好中医，必须具有张仲景'勤求古训，博采众方'的治学态度。勤求古训就是要认真继承古代医家的宝贵经验，治疗现代的多种疾病，因为许多古代名方和经验都是经过千锤百炼和多次验证，显示出卓越疗效。至于博采众方，就是要向现代各家虚心学习，不论是哪一级的医生，只要他的经验有效，就要学习和体会，化为己用"。如当归六黄汤出自李东垣《兰室秘藏》，原为治疗阴虚盗汗而设，经祝氏加减化裁后可治疗甲状腺功能亢进症，每每获效。又如祝氏治疗风湿痹痛的四藤一仙汤也是阅读某杂志经验所得，他应用时常与黄芪桂枝五物汤合方，疗效良好。总之为了提高医疗水平，祝氏常告诫我们必须不断阅读和学习近期的中医药专业文献，掌握新的信息和动态。如果从中学会运用某一方、一药或一个学术观点，这本杂志就算没有白读，所谓开卷有益。

中医学是一门实践性和应用性很强的学科，它来自医疗实践，指导着医疗实践，并在长期的医疗实践中接受检验和获得发展。祝氏临证60余年，所奉行的座右铭是"实践出真知"和"纸上得来终觉浅，绝知此事要躬行"。他回忆学医之初，每日除三餐之外，几乎全是随施先生门诊和出诊，故学习中医理论和整理医案只能在晚间，而这种昼日看病、夜晚读书的学习方式，对理论结合实践大有裨益。如他整理和总结施老治疗外感热性病，认为发病多属内有蓄热、外感风寒的观点，详查表里比重的用药方法，以及施氏治疗胃肠病十法（温、清、补、消、通、泻、涩、降、和、生）等均来自医疗实践，切合实用。他担任北京中医学院教务长时，明确提出理论和实践相结合的最好方式就是让学生在学习一定量的基础课程之后，尽早接触临床，多参加见习或实习。而他本人则在授课之余，定期到临床带教，避免因

16

长期脱离实践成为空头理论家。

中西医结合 不断进取

施今墨先生素主中西医结合，力倡革新中医，祝氏则身体力行。他通过系统学习中西医知识之后，愈觉两者各具特点，实有熔中西医理于一炉之必要，中西医结合是中医的发展方向。他认为，中医是一门科学，经历了数千年临床实践的考验，发展至今而不被时代所淘汰，正是说明其包含着非常丰富的科学内容，只是限于历史条件和科学水平，中医理论比较抽象，不易被人们认识和理解，或是有些中医概念比较笼统，客观的定性定量指标较为模糊，存在着"知其然而不知其所以然"的不足，更需要应用现代科学技术以阐明。祝氏指出：中医和西医是我国现阶段客观存在的两种医学体系，各有所长也各有所短。作为现代高级中医师，在努力搞好中医专业的同时掌握一定的西医知识是时代的需要。随着科学的进步和医疗知识的普及，现在某些病人就诊时满口都是"冠心病"、"高血压"、"肝炎"等西医病名，甚至连常规的化验单都能看懂，作为现代中医如果不具备一些西医知识，便适应不了这种状况，很难在临床上得心应手。此外，中医学术要发展就要借鉴现代科学仪器进行研究，也需要学习和了解有关的西医知识，跟上时代发展的步伐。

在临证中，祝氏主张以中医为本，西医为辅。审证

17

求因、理法方药咸遵中医特色，而诊断化验则参照西医指标，这种中西医结合双重诊断的辨证论治方法，不但为探索中医辨证的规律性和组方用药的针对性有所帮助，而且可以提高中医的临床疗效。因为过去中医没有实验室指标参照，对疾病的疗效只能根据主观症状的改善或消除来判定，实际上不够完善。例如，肝炎病人只要肝区疼痛、乏力、纳差等症状消失就算治愈，肾炎病人只要浮肿、腰痛等症状消除也算治愈。现在则大多要参照化验指标，若其血清转氨酶或者尿常规恢复正常才能定为治愈。尤其是在某些疾病用中医治疗"无证可辨"的情况下，更能体现出中西医结合的必要性。如曾治1例经西医确诊为病毒性心肌炎的患者，除心电图检查有缺血改变和心律失常外，无明显自觉症状，祝氏辨证为心气不足，心阴亏损，采用生脉散合黄芪建中汤加减治疗数月，使其心电图异常明显好转，心律失常消失。

随着医学模式的转变，疾病谱也在不断地更新和扩大，现代常见病以心脑血管病、肿瘤、糖尿病等为主，还有许多疾病如放、化疗后综合征、系统性红斑狼疮、艾滋病等都是中医古籍未见记载，古人从未提及的，对这些疾病只能通过中西医结合的途径探索其治法。譬如现代恶性肿瘤的发病率很高，西医有时采用放疗或化疗，因而产生副作用或毒性反应，放疗后多见咽干口燥、口舌生疮、烦热失眠、舌红脉数等阴虚火旺见证；化疗后多见面色苍白、乏力纳差、恶心呕吐、伴血象下降等气虚和脾胃不和见证，有时也可以气阴两虚。对这类疾病如何认识？中医古籍没有也不可能提供答案。祝氏运用张仲景等前贤理论，引申其意，把这些都看作是"火邪伤阴"或是误治、药毒而形成的"坏病"，治疗或养阴为主，或补气为主，或调理脾胃功能，以减轻其副作用和毒性。祝氏自70年代开始从事中医药治疗糖尿病的科研工作，经多年的实践和探索，将西医确诊的糖尿病归纳为5型进行中医治疗，并参照血、尿糖等化验指标判定疗效，继之又发现糖尿病存在的瘀血现象，提出活血化瘀治疗，充实了中医治疗本病的方法。由此可见，中西医结合并不是削弱中医，也不是"中医西化"，而是用现代科学方法对中医理论和临床进行深入研究，使其发扬光大，在国际间享有更高的声誉。

学 术 思 想

《 力倡中西医结合　强调辨证论治 》

　　早在 30 年代，施今墨先生就倡导中医、西医要互相学习，融会贯通。他认为中医要改革，不能固步自封。他说："中医改进之方法，舍借用西学之生理、病理以互相佐证，实无他途。"他还强调要用科学方法阐明中医理论，如说："中国医学，古奥玄深，寿世保民，已具有数千年悠久之历史。诊断治疗之法则，善用之者，往往得心应手，获效如神，绳之以今日实验医学，则知其意义亦复近似……宜亟以科学方法阐明之，讲通之，整理而辑述之。若者可用，用之；若者可弃，弃之。是非得失，详慎审定，庶几医学日进。"在施先生主张中西医融会贯通思想影响下，祝氏在医疗工作中一贯坚持中西医结合的方针。他指出："中医与西医，各有所长，也各有所短，中西医结合研究工作的目的，就是取其长而补其短，从而创造出有特色的医药学派。"他认为探寻中西医结合的途径主要有三条：

（一）西医诊断　中医辨证

　　由于中西医理论体系的不同，故两者的病名、诊断、治疗等也不相同，但可以通过辨证与辨病相结合的方式统一于病人身上。有些人讲中医也辨病，其实中医的病与西医的病在概念上并不完全相同。实践中体会西医辨病所见是中医之短，而中医辨证所见也是西医之短，这样互取其长、互补其短即形成了中西医结合双重诊断的辨证论治方法。辨证与辨病相结合，绝不是按照西医的诊断，抛弃中医理论应用中药，而是立足于中医整体观念和辨证论治的特点，借助于西医现代仪器的诊断手段，对某些仅凭中医直观感觉难以确切辨证的疾病，可以明确疾病的性质和病位，加强立方用药的针对性，扩大中医的辨证依据和丰富辨证内容，能更好地发挥中医治疗之优势。参照西医化验检查进行辨证论治，为判定中医疗效增加一些客观指标，打破传统中医视症状和体征消除为治愈的认识，可以提高中医治疗的水平。遵循中医辨证论治的原则遣方用药，在取得疗效的基础上进行药理实验研究，明确其治疗机制后再付诸临床，指导实践，可使古方得到新用，开辟用药新途径，使中医理论进一步完善。祝氏认为，许多疾病，如单纯用西药治疗，疗效不理想；如单纯中医辨证论治，有些治疗机制难以阐明。中医要发展，就必须在不脱离中医理论的前提下，将现代科学技术中可用的成果和西医的某些检测方法，有选择地吸收过来为我所用，这是中西医结合的重要方法之一。

（二）中西药合用和剂型改革

即在一个病人身上同时应用中西两种药物或应用中西药的混合制剂（如速效伤风胶囊、消渴丸等），目前在中西医结合的治疗中较为普遍。祝氏认为，中西药合用之后只要能相互协同、增强药效，或是相互拮抗，去其副作用者，皆宜提倡。如他治疗重症糖尿病，常用中药加胰岛素或口服降糖西药；治疗妇女闭经，以补肾活血通经中药配合西医激素的人工周期疗法；治疗癌肿病人放、化疗的毒副作用，以扶正固本中药减轻消化道反应和提高血象等，均比单用中药或单用西药效果为佳。但对某些中西药合用可能会降低疗效或产生副作用者则持审慎态度。因此，深入研究中西药如何正确地、科学地配伍，是今后重点研究的课题。

中药的剂型如汤、液、醪、醴、丸、丹、膏、散等已有2000多年的历史，西药的针剂、片剂、栓剂、气雾剂等亦各具特色。如果病人服用汤剂不方便，或者由于胃肠吸收障碍可能妨碍中药发挥治疗作用，因此可以将中草药制成针剂、片剂、口服液等，有助于提高疗效。有时病人因胃肠反应或神志障碍不能口服给药，也可以通过胃管鼻饲、中药灌肠、静脉输液等途径给药，这都是取西医之长。

（三）中西医理论结合

中西医要达到真正的融会贯通，必须实现理论上的结合，这是一项非常艰巨和长期的工作。因为仅仅依靠临床实践、个案报道或病例分析，而不在理论上进一步深化，找出其规律性的东西是不行的。中西医理论结合既包括用科学方法（如生物学技术、免疫学技术、电子学技术、遗传工程、系统论、控制论等）对中医阴阳五行、脏腑经络、气血、病因、病机、舌诊、脉象等内容的深入研究，也包括中医自身在理论和临床研究中对西医知识充分的吸收和使用。我国的中西医结合工作者，经过 30 多年的努力，在这方面取得了可喜的进展。如从内分泌和分子生物学的角度探讨和阐明阴阳学说，以血液流变学和微循环方法揭示血瘀证的本质，通里攻下法治疗急腹症，针刺麻醉的发现等等，充分表明中西医理论上的结合是完全可能实现的。

　　辨证论治是中医学的精髓。祝氏经常强调要加强理论学习，提高辨证水平。他尝云："掌握好辨证论治，是继承和发扬祖国医学的关键。有些学中医的人临床脱离辨证，一味去追求特效方药或热衷于抄录偏方、验方，不肯在辨证上下苦功，以患者症状去碰所学之方，一旦遇到与所谓特效方药不对号的情况或自己没有经历过的病证，就心中无底，束手无策。或开大方，漫天撒网，以冀一获；或临时拼凑一方，不遵法度，支离杂乱，其结果只能使病人横夭莫救。"祝氏认为，疾病发生发展的根本原因就是人体功能的太过与不及——阴阳失调。太过，就会发生实证、热证；不及，就会发生虚证、寒证。中医治病就是调节这种太过与不及的情况，使之趋于平衡，即《内经》所说："谨察阴阳所在而调之，以平为期。"中医的辨证论治就是寻求病因、病机、治疗等规律的过程。病人的体质、致病因素、病情轻重、病程长短均不会完全相同，这些不同的矛盾要用不同的方法才能解决，运用中医理论来指导辨证论治，就能达到这个目的。所谓"特效方"、"特效药"，可能对

23

某种病的某个类型或某个阶段有效，而不是对这种病的所有类型、所有阶段都有效。如有人治疗肝病引起的转氨酶升高，不分虚实寒热，一概用五味子降酶；碰到冠心病心绞痛，不管标本缓急，辄用活血化瘀治疗；对西医诊为炎症的疾病，盲目投以大量苦寒的清热解毒药，脱离辨证，生搬硬套，很难达到预期疗效。祝氏并不否认偏方、验方的治疗效果，但他常是在辨证的前提下来运用，譬之好箭配良弓，相得益彰。

中医辨证论治是有规律可循的。西医诊断的病名，可以根据其不同阶段所出现的不同症状，辨别出不同的中医证候类型，每个证候确立后拟定相应的治则方药，然后再根据病人个体因素进行加减化裁，这就是辨证论治的规律。中医治疗外感热病常用六经辨证、卫气营血辨证或三焦辨证，都是前人经过多次实践所总结出来的辨证论治规律。如祝氏治疗内科杂病时，常把糖尿病分为阴虚火旺、气阴两伤、燥热入血、阴阳两虚、瘀血阻络5型；把高血压分为虚实两型，实证包括肝火上炎、肝阳上亢和痰热上扰，虚证包括肝肾阴虚、阴阳两虚和气虚血瘀；把慢性肝炎分为湿热未尽、肝郁脾虚、脾气不足、肝肾阴虚和瘀血内阻5型进行论治，这些均是祝氏通过多年临床实践摸索出来的辨证论治规律。祝氏说："运用辨证论治的方法，不仅可以'同病异治'或'异病同治'，而且可以治疗某些疑难病或罕见病。"如脑血管意外后出现的脑软化，一般认为是不可逆的，但祝氏经辨证应用补阳还五汤加味，曾治疗1例脑软化患者，使其由发病初的记忆丧失、命名失语，逐渐恢复到能正常工作，经 CT 复查脑部病变也有明显好转，体现了辨证论治的优越性。

《 突出气血辨证　推崇活血化瘀 》

气血是构成人体的两大基本物质，人体赖气血之温煦、濡润、滋养以维持生机。既病之后，必然会发生气血偏盛偏衰的病理变化。寇宗奭说："夫人之生，以气血为本，人之病，未有不先伤其气血者。"王清任亦说："治病之要诀，在明白气血。无论外感内伤，所伤者无非气血。"施今墨先生曾主张将气血辨证的内容纳入八纲辨证之中，提出了以阴阳为总纲，气血、表里、寒热、虚实为八目的十纲辨证方法，确为灼见。祝氏非常重视气血学说的研究，善用气血辨证的方法诊治内伤杂病和妇科疾病。他指出："八纲辨证不包括气血辨证的内容，是其不足之处。阴阳两纲不若气血两纲更为具体。叶天士首创卫气营血辨证，虽为外感热病所设，然究其实质，还是要辨清邪热伤人气血的浅深层次。内伤杂病亦可辨出气分病、血分病或气血同病，药物归属也就有入气分或入血分的区别。因此用气血辨证指导临证更具实践意义。"祝氏对气血辨证的认识和应用，主要体现在下述三个方面：

（一）气病宜辨虚实　血病须究寒热

人身气血贵在充盈和流畅，一旦偏盛偏衰或涩滞不畅则百病萌生。朱丹溪说："气血冲和，百病不生，一

25

有怫郁，诸病生焉。"可知气血失调的致病范围极为广泛，多种疾病在其发生和发展过程中均贯穿着气血失调的病理变化。祝氏认为，气属阳，血属阴，两者既有区别又有联系，气血为病，调其气血即可，但要辨其虚实寒热而审证施治。

气病宜治其气，有虚有实。气虚者温之补之，可用异功散、香砂六君子汤、补中益气汤、升陷汤等补益脾肺，滋其化源。气实者调之散之：气逆可用苏子降气汤、旋覆代赭汤、丁香柿蒂汤等降肺胃之冲逆；气郁证可用柴胡疏肝散、逍遥散、当归芍药散等疏肝解郁，行气养血。补可去弱、宣可去壅之理人所共知，然补益之剂可壅塞气机，宣散之药能耗气散血，对于气虚与气实兼见之病情，单独使用每多不利。祝氏治疗气虚为主时，常在补气温阳基础上加厚朴、陈皮、桔梗、枳壳等，俾其补而不滞，药达病所；治疗气实为主时，常在降逆、解郁之剂中稍佐黄芪、党参、白术、甘草等以防宣通太过而耗伤正气。祝氏说："先贤之方如补中益气汤用陈皮、归脾汤用木香、苏子降气汤用当归、旋覆代赭汤用人参等皆属补而不滞、通而不峻之配伍妙方。"

血病须究寒热。血液受寒，则经脉挛缩，凝滞不畅，可见肢冷脉涩，肢体麻木，妇女月经后期、闭经、痛经、诸痛等，治宜温通经脉，养血祛寒，祝氏常用桂枝茯苓丸治经闭、癥积，用归芪建中汤治腹痛，用当归四逆汤治手足逆冷，用艾附四物汤治痛经，常用药物如桂枝、干姜、细辛、小茴香、当归、川芎、鸡血藤之类。血分有热，则血易妄行，可见斑疹吐衄、痈肿疮疡、燥热口渴、月经先期、苔黄脉数等，治宜凉血止血、清热解毒，祝氏常用方有芩连四物汤、温清饮、犀角地黄汤、丹栀逍遥散等，常用药物如生地、白茅根、槐花、茜草、丹皮、紫草、赤芍、白薇之属。祝氏认为银屑病、玫瑰糠疹、面部痤疮、过敏性皮炎等均属燥热太盛、血虚生风，悉以过敏煎（银柴胡、防风、乌梅、五味子、甘草）加生地、白茅根、丹皮、紫草、白蒺藜、地肤子等养阴凉血、祛风止痒，每收良效。

（二）注重气机升降　论治结合脏腑

升降出入是人身气机最基本的运动形式，它不仅体现出脏腑正常的生理活动，而且维持着各脏腑之间的协调关系。如肝气自左而升，肺气自右而降；脾主升清，胃主降浊；肺主呼气，肾主纳气；心火潜降，肾水上济等，如此升降有序，出入有恒则人体脏腑安和，体健身强，故《素问·六微旨大论》曰："非出入，则无以生长壮老已；非升降，则无以生长化收藏。"反之，人身之气当升不升，当降不降，或应升反降，应降反升，或升发太过，或下降太甚均属气机逆乱之证，所以掌握气机升降之理实是抓住病机之要。

祝氏认为，气机升降与脏腑功能活动息息相关，尤以肝、肺、脾、胃四者为重。乃因肝肺是气机升降之道路，脾胃是气机升降之枢纽，故气机逆乱证的调治必须结合各脏腑的升降特点。如他治疗气机不调引起的胸膈满闷、脘腹胀痛、大便不畅之症，每选桔梗、枳壳、薤白、杏仁四药组方（调气对药方），谓之调达上、下、

27

左、右。取桔梗辛散，宣发肺气于上；枳壳苦温，疏通脾胃之气于下；薤白辛滑，通阳散结，行气于左；杏仁温润，利肺滑肠，行气于右，诸药相伍共奏行气消胀、散结止痛之功。对于脾胃升降失常的病证，祝氏根据叶天士"脾宜升则健，胃宜降则和"的理论，喜用补中益气汤化裁治疗脾虚不健、清阳不升所致的头痛、眩晕、鼻渊、耳聋、便血、崩漏、久泻、淋浊诸证；用旋覆代赭汤加减治疗肺胃气逆所致的哮喘、咯血、呃逆、呕吐、噎膈等病；用半夏泻心汤加味治疗寒热错杂、脾胃不和所致中脘痞闷或疼痛、口干思热饮、大便溏薄、苔黄脉弦之症等调理气机升降的治法，在祝氏医案中是比较多见的。

肝主疏泄，凡气机不调的病证大多与肝气郁结有关，祝氏善用逍遥散加减治之。傅青主说："逍遥散最能解肝之郁与逆。"方中以当归、白芍养血柔肝，白术、茯苓和中健脾，柴胡、薄荷疏肝解郁，甘草调和诸药。方虽平淡无奇，用之得当，治疗范围极广。如加丹皮、黄芩、秦艽、白薇、地骨皮等滋阴养血清热，可治肝郁化热，阴血不足之内伤发热；加白蒺藜、首乌藤、枣仁、五味子、清半夏、夏枯草等养血安神、交通阴阳，可治神经衰弱之失眠多梦；加土茯苓、草河车、连翘、板蓝根、生甘草等清热解毒，可治慢性乙肝之 HBsAg 阳性者；加丹参、生山楂、制首乌、草决明等活血降脂，可治脂肪肝；加川楝子、泽兰叶、合欢皮、白蒺藜、丹参、茜草等行气活血、软坚消癥，可治慢性肝病之肝脾肿大；加金钱草、菖蒲、郁金、鸡内金等清热化湿、利胆排石，可治胆囊炎、胆石症；加苏藿梗、白芷、生苡仁、陈皮、炒防风等健脾燥湿、和中止泻，可治慢性肠炎之泄泻；加钩藤、前胡、白前、桑白皮、紫菀等清肺平肝，可治肝火犯肺之咳喘；加丹皮、紫草、生地、白茅根、白蒺藜、地肤子等凉血清热、疏风止痒，可治血热搏结之皮肤痒疹。以上数种病症不同，然肝郁导致气滞、血瘀、化火、伤阴、克脾、冲心、犯肺等病机则一，故以逍遥散调畅气机为主。

（三）调气在理血之先　补气在养血之上

气血来源于脏腑，温煦滋养脏腑而又为脏腑所用，两者相互滋生、相互依附、不可分离。气中有血，血中有气，气以生血运血，血以养气载气，气无血则不生，血无气则不长。故寒热失宜，情志不遂、饮食劳倦等因素均可导致气血失调的病理变化。祝氏治疗气血同病时是在气血并调的基础上偏重于治气。杨士瀛说："气者血之帅也，气行则血行，气止则血止，气温则血滑，气寒则血凝，气有一息之不运，则血有一息之不行。病出于血，调其气犹可以导达；病源于气，区区调血，又何加焉？故人之一身，调气为上，调血次之，先阳后阴也。"祝氏学宗仲景，法效东垣、丹溪，对王清任、唐容川的气血学说颇有研究。他说："治血不忘调气，病机使然。气能行血、运血、生血、摄血，气滞或气虚均可致血瘀；气不生血则血虚；气不摄血或气逆血乱又可导致出血。凡此种种，治疗总宜调气为主，理血为辅。"如祝氏治疗支气管扩张之咯血，常分虚实两型：属气郁

29

化火、血随气逆者，用旋覆代赭汤加白茅根、茜草根、血余炭、花蕊石、三七粉等降气泻火为主，凉血化瘀为辅；属气虚不摄，血不循经者，用升陷汤加生地、生侧柏、生荷叶、藕节炭、仙鹤草、蒲黄炭等益气升陷为主，滋阴止血为辅。又如血虚证多见的缺铁性贫血、再障、血小板减少症、化疗后白血球减少等西医疾病，祝氏治疗时本着中医"气旺生血"、"肾主骨生髓"和"精血互生"的理论，常在应用黄芪、党参、白术、薏苡仁、川断、桑寄生、菟丝子等补益脾肾之气基础之上加当归、熟地、白芍、女贞子、桑椹子、制首乌、阿胶等滋阴补血药，使阳生阴长则血自生。总之，祝氏治疗气血同病的方法，大多是行气活血、降气止血、益气行血、益气摄血、益气生血等相兼并用。至于气分药与血分药之用药比例，则根据病情轻重而定，灵活多变，反映出"气在血之上，治血先调气"的学术观点。

推崇活血化瘀。他认为王清任重视实践，敢于疑古，勇于创新的精神，十分值得钦佩和学习，与某些在科学昌盛的现代，还一味尊古，把经典著作视为篇篇锦绣，字字珠玑，一字不能移，一字不能改，对古人的论述不能提出异议的人，是一个鲜明的对比。王清任在《医林改错》中自创新方33首，其中大部分是活血化瘀的方剂，如血府逐瘀汤、膈下逐瘀汤、少腹逐瘀汤、补阳还五汤等，可治疗许多疾病。祝氏在临证时，不仅对这些活血化瘀方药应用自如，而且能在辨证的基础上参考现代药理研究进一步发挥其治疗作用。

对血瘀证的诊断，祝氏除了注意颜面瘀斑、皮下青紫、肌肤甲错、癥积肿块、刺痛或痛有定处、舌黯脉涩等血瘀征象之外，特别提出了舌下络脉诊法，指出凡舌腹面有斑点或静脉青紫怒张者，即属内有瘀血之征。如曾治疗1例精神分裂症患者，多方治疗无效，视其舌下静脉怒张明显，乃改投血府逐瘀汤加减而愈。

祝氏认为，瘀血是一种病理产物，同时又是一种致病因素。凡寒热、气虚、气滞、损伤皆可致成血瘀。治疗时要"伏其所主，必先其所因"，要根据"气行则血行，气滞则血滞"的理论来指导活血化瘀方药的配伍，活血方中不能纯用一派血分药，必须配伍气分药，才能更好地发挥去瘀作用。因此，他在应用活血化瘀治则时，常酌情配合其它治则，以期疗效更佳。祝氏临床常用活血化瘀配伍法则有：①益气活血法：如用补阳还五汤加减治疗气虚血瘀之中风后遗症、脑软化、系统性红斑狼疮、外阴白斑等；②逐瘀活血法：如用桃红四物汤或血府逐瘀汤治疗血瘀气滞之闭经、高血压、神衰失眠、真性红细胞增多症等；③温经活血法：如用少腹逐瘀汤或艾附四物汤加减治疗寒凝血滞之痛经；黄芪桂枝五物汤加味治疗下肢静脉炎等；④清热活血法：如用温清饮加银花、连翘、蒲公英、地丁等治疗糖尿病燥热入血之疮疖频生等；⑤软坚活血法：如用自拟软坚消癥丸（制乳没、穿山甲、皂角刺、丹参、三棱、琥珀、生山楂、乌梅、生薏苡仁、橘核、荔枝核、昆布、龟甲、夏枯草等）治疗妇女子宫肌瘤、乳腺增生、甲状腺瘤、前列腺肥大等病。某些疾病外观血瘀征象并不明显，但祝氏也考虑其病机发展可能有血脉瘀滞不通，治疗时常辅

31

以活血药物。他认为，久病、重症每多夹瘀血，在主方中适当加用活血药，可提高疗效。如治疗慢性阻塞性肺气肿、肺纤维化、肺心病等常加当归、川芎、丹参；治疗慢性肾炎、糖尿病肾病等常加益母草、鸡血藤、丹参，使瘀血得去，脉络疏畅，往往收到满意效果。

祝氏根据多年用药经验，将活血化瘀药分为4类，便于临床掌握：①养血活血药：当归、丹参、鸡血藤、红花；②一般活血药（有祛瘀生新作用）：桃仁、红花、川芎、赤芍、益母草、鸡冠花、蒲黄、五灵脂、三七、茜草根、丹皮、郁金、泽兰、月季花、凌霄花；③破血药：苏木、刘寄奴、延胡索、大黄、水蛭、虻虫、䗪虫、生山楂、王不留行、牛膝；④攻血药：乳香、没药、血竭、阿魏、三棱、莪术、穿山甲、土鳖虫。这种依据药物作用强度的分类法，对临床选择用药有一定参考价值。

重视脾肾固本　善调先天后天

祝氏根据《内经》"正气存内，邪不可干"的理论，认为慢性久病、重病在发病上以虚为本，治疗以扶正为主，尤为重视脾肾两脏对人体生理病理的重要作用。尝谓："脾为后天之本，气血生化之源，血之统在脾；肾为先天之本，元阴元阳之宅，气之根在肾。脾肾两脏与其它脏腑之间相互滋生和影响，若脾肾有病，不但本脏受累，而且很容易影响到其它脏腑；反之，其它脏腑气血虚衰，也必累及脾肾。当慢性疾病发展至五脏受损，症情纷繁，治疗棘手之际，惟有培补脾肾一途，其它症状则迎刃而解。"这与清代医家吴谦"凡病久虚不愈，诸药不效者，惟有益胃补肾两途"的见解是一致的。如祝氏治疗气阴两虚型糖尿病，常常重用生黄芪、苍术健脾益气，敛脾精；重用生地、玄参滋阴补肾，固肾精，立足于培补脾肾之本，则燥热消渴自除。

祝氏融会了李东垣、张景岳等研究脾肾学说的理论，在论述脾肾的生理病理时说："内伤杂病因于脾肾虚损者至为多见，推其原因，有饮食不节，劳倦过度者；有忧思不解，精气暗耗者；有房劳酗酒，肾气受斫者；有外感不解，入里伤正者。常见病症有痰饮、咳喘、水肿、虚劳、消渴、泄泻、淋证、阳痿、崩漏、不孕等等，可知中医脾肾的生理功能与西医的消化、血液、泌尿、免疫、内分泌等系统均有关系，对这些系统的慢性疾病，均可在辨证的基础上施以培补脾肾治疗，达到扶正祛邪之目的。"如祝氏治疗干燥综合征，病人除有口眼干燥、唾液、泪液缺乏之外，常伴乏力、气短、食不甘味等脾虚见症，他认为属脾气虚弱，气不化津上承所致，故每以补中益气汤加沙参、生地、麦冬、五味子等益气生津则津液自生。又如治疗白细胞减少症，常根据肾主骨生髓的理论投以大剂量益肾填精药物治疗后，血象恢复正常。祝氏培补脾肾的方法可以概括为3个方面：

（一）脾肾分治

补脾：视病情之不同，或以益气健脾为主（常用五味异功散、香砂六君子汤）；或以升阳举陷为主（常用补中益气汤、调中益气汤）；或以温阳健中为主（小建中汤、黄芪建中汤）；或以健脾燥湿为主（平胃散、防己黄芪汤）；或以调理升降为主（半夏泻心汤）。只要脾胃强壮，脏腑气血得以滋养，诸虚自愈。

补肾：肾脏有肾阴肾阳之分，肾阳蒸化肾阴成为肾气方得以发挥其功能。补肾阴常用六味地黄汤、杞菊地黄汤，补肾阳常用金匮肾气丸、右归饮。常用于补肾气的药物有川断、杜仲、桑寄生、狗脊、楮实子、菟丝子、五味子、女贞子、补骨脂、益智仁、肉苁蓉等，此类补肾药不温不燥，不滋不腻，凡单纯肾气虚者较为适宜。如胎漏，多为肾气不固，气血失养，故用寿胎丸（川断、桑寄生、菟丝子、阿胶）加黄芪、白术、黄芩、当归补肾益气，填精养血。肾气得固，精气充盛则胎孕得以摄养。又如治不孕症，认为受孕的关键是肾气的旺盛。精血充沛，两精相搏，阴阳调和，合而成形，方能有子。故常用五子衍宗丸加女贞子、韭菜子、蛇床子、紫河车、川断、肉苁蓉、黄精等制成丸药久服。

（二）脾肾合治

前人尝有"补脾不若补肾"、"补肾不若补脾"之争论。实际上脾虚日久未有不累及肾者；肾虚日久，未有不影响脾者，故补脾抑或补肾，应视病情而定，不可拘泥。若见脾肾俱虚则宜脾肾双补，但也有主次之分。如重症肌无力症，类似中医的痿证，常见四肢肌肉痿软无力，眼睑下垂，气短言微，不耐劳累，视歧头晕等脾肾俱虚之象，治以补脾为主，兼以补肾，常用补中益气汤加川断、桑寄生、菟丝子、金狗脊、功劳叶、千年健等治之。肾炎水肿发于下肢，小便不利，腰酸膝软，乏力纳差，治以补肾为主，兼以健脾利水，常用六味地黄汤合防己黄芪汤加车前草、旱莲草、川萆薢、石韦等治之。祝氏在运用脾肾双补时，常效仿薛己的朝夕同服之法，如治疗内伤虚损，常是朝服补中益气丸以升举阳气、强壮脾胃，夕服六味地黄丸或杞菊地黄丸以滋肾养血，固其根本。又如治疗妇女闭经，平素朝服女金丹调经养血，温肾益精，夕服八宝坤顺丸气血双补，健脾行气；至经期来潮之际则易为活血通经之汤药促其行经，往往收到良好效果。

（三）脾肾互治

脾肾之间存在着先天生后天、后天养先天的关系。临床上胃病患者常有腰酸、腰痛、耳鸣、腿软的表现，肾病患者常有消化不良的症状，祝氏根据五行学说中补火暖土、培土制水的治则，从而悟出调理脾胃可以治疗肾病或补益肾气可以治疗胃病即脾肾互治的道理。曾治1例男性青年，患遗精、滑精近1年，甚则见色则遗，久药无效，殊感苦恼，阅其前服之方多为补肾涩精之品，询之脘闷少食，大便不爽，诊其舌苔白腻，脉滑。辨证为脾不健运，湿热下扰，精关不固而致，用香砂六君子汤加桔梗、枳壳、菖蒲、佩兰治疗而愈。

慢性肾衰尿毒症病人，多有泛恶呕吐、不思饮食、神疲倦怠等脾胃不和见证，祝氏常用香砂六君子汤加减治疗，不仅能消除症状，而且血肌酐、尿素氮也得到不同程度下降。消化性溃疡病人，病位虽在胃，但每兼腰痛畏冷、阳痿不举之象，祝氏从补肾着手用验方钟乳石方（钟乳石 30g，肉桂 3g，黄柏 3g，蒲公英 30g，生甘草 6g）治疗。方中钟乳石、肉桂甘温补命门、壮元阳、暖脾胃，黄柏苦寒入肾坚阴，蒲公英、生甘草清热消炎，全方以补肾温阳为主，佐以苦寒之品，寒温并施，以达到补火暖土之目的。再如治疗慢性腹泻，病在胃肠，根蒂为脾肾阳虚，寒湿不化，祝氏常用肾着汤合四神丸温肾祛寒，酌加苏藿梗、白芷、薏苡仁、怀山药、芡实米健脾燥湿，亦属从肾治胃之法。

36

临 证 特 色

《糖 尿 病》

糖尿病是一种由于体内糖代谢紊乱，导致血糖升高为主要临床特征的全身性内分泌代谢性疾病。祝谌予自1976年以来，在北京协和医院中医科设立了中医治疗糖尿病的专科门诊，潜心研究中医及中西医结合对糖尿病的治法，他所诊治的患者至今已达数千例，积累了丰富的诊疗经验。祝氏根据历代中医治疗消渴病的传统理论，取其精华，同时继承施今墨先生的宝贵经验，治疗糖尿病不断有所发展和创新，形成了独特的诊疗糖尿病系统。他不仅率先总结了糖尿病的中医辨证分型，而且首创了应用活血化瘀法治疗糖尿病的新途径，把西医的血液流变学检测手段引入中医诊疗范围，丰富了中医药治疗糖尿病的临证思路。

（一）研究经过

随着人们生活水平的提高，饮食结构的改变，糖尿病的发病率在逐年上升。据有关资料统计，1980年我国糖尿病的患病率为0.67%，而在近20年内有了很大的增加，已达2.5%，因而找中医就诊的糖尿病人也逐年增多。中医治疗糖尿病，历来均是根据消渴病出现上消、中消、下消的不同症状而遣方选药，虽然各有所侧重，但滋阴清热、生津止渴则为基本大法。祝氏在临床观察到，现代的糖尿病人以典型的"三多一少"症状为主诉就诊者并不太多，这固然因为大多数是中老年的非胰岛素依赖型患者，罹病数年而不自知，早期的三消症状已经消失，仅是在健康查体或出现并发症时才被确诊，还因为相当一部分就诊者是经过胰岛素或口服降糖药物治疗后，虽然在血、尿糖方面控制比较理想，但主观症状仍未消除而来求治于中医的。对此类病人，祝氏认为如果再按照中医传统的滋阴清热法治疗是不符合临床实际的，必须另辟蹊径，中西合参，辨证与辨病相结合。祝氏首先从施今墨先生的经验中探索治法。

施今墨先生治疗糖尿病的特色之一就是不完全从阴虚燥热立论。他发现糖尿病人大多具有气短神疲、不耐劳累、虚胖无力或日渐消瘦、容易感冒等正气虚弱的征象，说明糖尿病人尽管多饮多食，但大量饮食进入体内后，没有为人体所用，血糖是饮食所化之精微，蓄积过多则随小便排出体外，系由于脾失健运，精气不升，生化无源的气虚所致。因此他认为糖尿病以气阴两虚证为多，治疗时除滋阴清热外，健脾补气实为关键一环。他常用黄芪伍山药，苍术配玄参两组对药，一阴一阳、一脾一肾以补气健脾，滋阴固肾。药理研究证实这4味药均有降糖作用，故又称为降糖对药。

祝氏最初拟出治疗气阴两虚型糖尿病的处方是降糖基本方，全方由生黄芪、生山药、苍术、玄参、党参、麦冬、五味子、生熟地、茯苓、生牡蛎（代龙骨）组成，共奏益气养阴、培补脾肾、清热除燥、生津止渴之功。本方实际是增液汤、生脉散、玉锁丹和施氏两组降糖对药的合方。其中玉锁丹（含五倍子、龙骨、茯苓）是民间古方，我院内分泌科曾用其治疗过 31 例糖尿病，对轻型病例有效。由于患者服了五倍子可能出现恶心、呕吐、腹痛等副反应，而且五倍子对肝脏有一定毒性，所以祝氏在降糖基本方中没有选用之。实践证明，降糖基本方治疗气阴两虚证糖尿病的效果是比较理想的。

1979 年在全国首次糖尿病研究经验交流会上，祝氏领导的糖尿病专科门诊，承担了总结糖尿病中医辨证分型的研究工作。通过对上千例糖尿病人的治疗观察，拟出 7 个辨证分型即：阴虚型、阴虚火旺型、气阴两虚型、气阴两虚火旺型、阴阳两虚型、阴阳两虚火旺型及血瘀型。在分型论治的基础上再结合脏腑进行辨证治疗，使中医对糖尿病的辨证分型首次有了较为统一的标准和规范。此后祝氏通过临床进一步的观察和探讨，发现糖尿病虽然病情复杂多变，波及五脏六腑，但从中医辨证分型不外气阴两虚、燥热入血、阴虚火旺、阴阳两虚和瘀血阻络 5 型，此种分型一直沿用至今。其中以气阴两虚型最为多见，几乎占非胰岛素依赖型糖尿病人的70％～80％，而血瘀的辨证分型及其应用活血化瘀法来治疗糖尿病，则古今未见文献记载，为祝氏所首创。这一论点目前已获得全国中医界研究糖尿病同道的公认和验证，并被临床广为应用。

20 世纪 80 年代初期，祝氏感到降糖基本方治疗糖尿病虽然有效，但由于药味较多，不易加减，而且价钱较贵；又考虑方中的山药虽然是古人治疗消渴的常用药物，但究嫌其含淀粉成分较多，不利于糖尿病血糖增高的病情，所以把降糖基本方简化成为降糖对药方。全方由生黄芪、生地、苍术、玄参、葛根、丹参3组对药组成，用生地易山药，因为生地甘寒清热、滋阴凉血更适合于阴虚燥热的糖尿病病情，而且药理研究也有明显降糖作用。降糖对药方保留了施今墨先生用黄芪配生地降尿糖、苍术配玄参降血糖的治疗特点而又有发展和变化，尤其是新增加的葛根配丹参这组生津止渴、祛瘀生新、降低血糖对药，是祝氏近年用药配伍经验所得，是为糖尿多夹瘀血的病机而设。葛根甘辛平，生津止渴，滋润筋脉，可以扩张心、脑血管，改善血液循环，降低血糖，因此也具有活血功能；丹参苦微寒，祛瘀生新，凉血安神，降低血糖，功同四物。两药配伍，相互促进而活血降糖力量增强。所以降糖对药方比降糖基本方组方更为合理，力专效宏。

在应用降糖对药的过程中，祝氏发现有的病人药后出现肠鸣腹泻，每日数次，而原来大便干燥的病人药后大便则变得通畅，最初不了解是什么原因，因为降糖对药方中并无泻下药。后来在某杂志上看到生地含有类似大黄样的致泻物质，大量服后可增加肠蠕动，引起腹泻，这才明白糖尿病人药后腹泻是因为处方中用大量生地的缘故。以后祝氏凡见到便溏的病人，用降糖对药方时就生熟地并用或径用熟地，如寒湿重者加苏梗、藿梗、白芷、生苡仁等燥湿止泻，湿热重者加黄芩、黄连清热燥湿，防止了药后腹泻的弊病。也有的病人由于燥热内盛，多有烘热汗出的症状，祝氏治疗甲亢或妇女更年期综合征的烘热汗出时，常加黄芩配黄连，用来治疗糖尿病烘热现象确有良效。还有部分病人表现出上热下寒即口干、口苦、烘热的同时又伴有腰腿发凉、脚心冒冷气等，祝氏常用黄连配桂枝清上热、温下寒而取效。可见祝氏运用药物加减时，绝不是见一症状就加一味药的杂乱堆砌，而是从临床实践中反复体会和摸索，是针对病机病情的有机组合。

祝氏在学术上历来提倡中西医结合，博采众方。他研究糖尿病也并非完全是纯中医，而是把西医的病因病理、诊断方法及药理研究有机地结合到中医治疗中。如糖尿病的发病机制与自身免疫有关，由于某些自身免疫反应引起胰岛淋巴细胞浸润等炎症使 β 细胞分泌胰岛素不足，部分糖尿病人血中也能测出抗胰岛素抗体。祝氏在治疗瘀血型糖尿病组成降糖活血方时选用广木香、当归、益母草、赤芍、川芎为主，本方原对防治 ABO 新生儿溶血病有效，药理研究证实其具有抑制或消除免疫性血型抗体的作用，故又称之为"抗免疫方"。祝氏选用该方治疗瘀血型糖尿病是取其既能活血化瘀又可抑制免疫反应的功能，中西医理均能解释。又如祝氏对已在服用降糖西药的糖尿病人，嘱其在服用中药治疗期间不要骤停西药，而是要视血糖下降情况逐渐减量，渐至停服。

此外西医研究发现，糖尿病患者中高血压、冠心病、高血脂的发生率显著高于普通人群，病人除血糖异常之外常出现心慌、胸闷、憋气、心绞痛、头痛头晕或

41

脉律不整的症状。治疗这类病人祝氏在 1993 年初拟出降糖生脉方（又名降糖 2 号方），含生黄芪、生熟地、沙参、麦冬、五味子、生山楂、天花粉。凡是心绞痛者加菖蒲、郁金、羌活、菊花；血压高者加牛膝、夏枯草、黄芩、钩藤；血脂高者加制首乌、丹参、草决明等，初步观察效果满意。祝氏等人还从血液流变学角度观察到，糖尿病人存在着血液黏稠度增高、血流缓慢等情况，表明活血化瘀法治疗糖尿病是有实验依据的。笔者通过查阅有关文献，发现祝氏治疗糖尿病的大多数中药如生黄芪、生熟地、苍术、白术、玄参、丹参、葛根、麦冬、玉竹、黄芩、枸杞子、当归、何首乌、山萸肉、仙灵脾等，经药理研究证实均有不同程度的降糖作用，体现出祝氏在组方选药方面的中西医结合思想。近年来，祝氏又在探索中医药防治糖尿病慢性并发症的治法与方药，如用四藤一仙汤（鸡血藤、钩藤、络石藤、海风藤、威灵仙）治疗糖尿病性周围神经病变，用燥湿止泻法治疗糖尿病性腹泻，取得了初步的成功。

人人皆知糖尿病人应该忌口，尤其是不能吃含糖量高的水果和甜食。但是病人吃了某些蔬菜如西红柿、韭菜、茴香、香椿等也会引起血、尿糖的波动，这也是祝氏临床发现的。有的病人吃了涮羊肉以后血糖亦会上升，究其原因是调料里含有韭菜花，如果不用含韭菜花的调料血糖则趋于稳定。从中药药性分析不难理解，韭菜、茴香、香椿性味均属辛热，与阴虚燥热的病情不符。

综上所述，从降糖基本方的组方到降糖对药方、降糖活血方、降糖生脉方的确立；从研究糖尿病人的中医辨证分型到率先提出糖尿病瘀血症；从侧重研究对气阴两虚型糖尿病人的治疗到探索糖尿病慢性并发症的防治以及观察忌口问题，这就是祝氏研究中医及中西医结合治疗糖尿病的全过程。这些成就的取得，离不开祝氏深厚的中西医理论根底和勤奋的临床实践。正如祝氏所说："我自研究中医治疗糖尿病以来，在组方用药等方面是不断加深理解和改进的。因此，我对'实践出真知'这句话是深有体会的。"

（二）病因病机

糖尿病属于中医"消渴"、"三消"、"消瘅"病证的范畴，目前多数医家仍然按消渴病名对其进行辨证论治。祝氏强调既要明确中医的证，又要明确西医的病，病人虽有"三消"症状，但血糖、尿糖检查正常者，并不一定是糖尿病，如尿崩症、甲状腺功能亢进等疾病；亦有已确诊为糖尿病而无"三消"表现者，如老年性糖尿病、隐性糖尿病，往往于健康查体或出现并发症就诊时才被发现；糖尿病属于消渴病范畴但不等同于消渴病，二者不能混淆，必须辨证与辨病相结合。

综合历代中医对糖尿病病因的认识，大致有如下几方面：

素体阴亏，禀赋不足：先天禀赋不足、五脏虚弱可能导致糖尿病发生。如《灵枢·五变》云："五脏皆柔弱者，善病消瘅。"《灵枢·本脏》还指出凡是心脆、肺脆、肝脆、脾脆、肾脆者均"善病消瘅易伤"，说明本

43

病好发于五脏脆弱、脏真不足之体，似与遗传因素有一定关系。

喜食肥甘膏腴，嗜啖酒醇：长期地过量食用糖果、甜点、膏腴肥腻之品，以及过度酗酒，是诱发糖尿病的重要原因。如《素问·奇病论》云："肥者令人内热，甘者令人中满，故其气上溢，转为消渴。"《备急千金要方·消渴》亦记载："凡积久饮酒，未有不成消渴者。"现代研究证明：肥胖是糖尿病的一个重要的诱发原因，而过食甜点、脂肪或饮酒均能导致肥胖增加，使脂肪靶细胞膜上的胰岛素受体减少，对胰岛素不敏感，糖尿病随之发生。

情志失调，精神过度紧张：如《儒门事亲·三消论》："消渴者……耗乱精神，过违其度，而燥热郁盛之所成也。"现代研究公认，在糖尿病发生发展及复发中，精神神经因素起着重要作用，因为伴随精神的紧张、情绪的波动、心理的压力以及突然临之的创伤等，会引起某些与胰岛素对抗的激素即升高血糖的激素分泌大量增加。

房室不节，精虚肾燥：房室不节，纵欲无度则耗损肾精，阴虚燥热，发为消渴。如《外台秘要·消渴消中》说："房室过度，致令肾气虚耗，下焦生热，热则肾燥，肾燥则渴。"说明房室不节与本病的发生也有一定关系。

祝氏通过对大量各种类型的糖尿病人系统观察治疗中发现，糖尿病的发病原因除与素体阴亏、禀赋不足的体质有关外，其致病因素大多是综合性的，尤以嗜啖酒醇、过食肥甘和精神过度紧张三者居多。其病理改变可以波及气、血、阴、阳及五脏六腑各个系统，并以气阴两虚、肾虚为本，燥热、瘀血为标。

本病初期由于各种病因直接或间断损伤阴津，常以阴虚燥热为主。阴虚为本，燥热为标，燥热可以伤伐阴津，阴津亏耗又可加重燥热，两者互为因果。虽有上、中、下三消之分，肺燥、胃热、肾虚之别，但基本病位在肾，因为肾藏精、主水，为全身阴液的根本。但从糖尿病发生、发展和转归的全过程来看，绝非单纯能用阴虚和燥热的病机所概括的。因为大多数的糖尿病人属于非胰岛素依赖型，起病方式比较隐袭和缓慢，虽然血糖、尿糖已经增高，但并不都出现三消症状。常常表现为经年累月的乏力神疲，少气懒言，汗出便溏，口淡无味，易患感冒，不耐劳累特别是双下肢酸沉、麻木、舌体胖大或齿痕、脉虚无力等气虚见症，用阴虚燥热难以解释，而是属于气阴两虚、脾肾俱亏的病理。祝氏在门诊经常遇到这类病人，如果化验检查血糖增高则可确诊为糖尿病。

推究气阴两虚的发生机理，或因阴虚日久，无以化气；或因燥热内盛，壮火食气；或因病之初期治疗不当，过用甘寒苦寒、滋阴降火之药，克伐脾胃精气而成。正如明代医家戴元礼《证治要诀·消渴》所说："三消得之气之实，血之虚，久久不治，气尽虚则无能为力矣。"盖脾胃气虚则健运无力，生化乏源，不能输布水谷精微达于四肢肌肉，是以乏力倦怠，不耐劳累，逐渐消瘦。若脾虚气陷，水谷精微直趋膀胱，随尿液渗

45

漏于外，既伤阴津，又耗元气，进一步加重原有病情。此外，阴虚燥热煎熬津液或气虚推动无力以及病久入络，气血不畅均可形成糖尿病的瘀血症。若治疗、调摄失宜，随病程之延续，则可以阴损及阳，气虚血瘀，终致阴阳俱损，五脏受累，发生糖尿病晚期多种并发症。因此，祝氏认为，糖尿病的基本病机是气阴两虚，脾肾俱亏，络脉瘀阻，可以贯穿于疾病的始终。

（三）辨证分型治疗

传统中医治疗消渴病，一般多执三消分治之说。即：多饮而渴不止为上消，属肺燥，治宜润肺；多食而饥不止为中消，属胃热，治宜清胃；多溲而膏浊不止为下消，属肾虚，治宜滋肾。近代许多中医书籍和教材，也大多采用这种分型方法，祝氏从临床实践出发，提出传统的三消辨证分型方法不适于糖尿病的病情，主张用阴阳、脏腑、气血辨证合参的方法，将本病分为 5 型进行辨证论治。现介绍如下：

1. 气阴两虚型

主症：多饮、多食、多尿，乏力神疲，不耐劳累，抵抗力弱，易患感冒，自汗，腰膝酸软，肢体麻木，舌淡黯，脉细弱。

治则：益气养阴，兼予活血。

方药：降糖对药方。

处方：生黄芪 30～50g，生地 30g，苍术 15g，玄参 30g，葛根 15g，丹参 30g。

方解：方中用生黄芪配生地降尿糖，是取生黄芪的补中益气、升阳、紧腠理与生地的滋阴凉血、补肾固精之作用，防止饮食精微漏泄，使尿糖转为阴性。苍术配玄参降血糖系施今墨先生之经验，一般认为治消渴病，不宜用辛燥之苍术，施今墨云："用苍术治糖尿病是取其'敛脾精，止漏浊'的作用，苍术虽燥，但伍玄参之润，可展其长而制其短。"上述两组对药，黄芪益气，生地养阴；黄芪、苍术补气健脾，生地、玄参滋阴固肾，总以脾肾为重点，从先后天二脏入手扶正培本，降低血糖、尿糖确有实效。葛根配丹参生津止渴、祛瘀生新、降低血糖则为祝氏近年来研究糖尿病用药配伍经验所得：糖尿病患者多瘀，血液黏稠度增高，血液循环不畅，两药配伍，相互促进，生津止渴，通脉活血，使气血流畅，可以提高降糖疗效。三组对药相伍，益气养阴治其本，活血化瘀治其标，相辅相成，且经药理研究六药均有降低血糖之功效。

2. 阴虚火旺型

主症：除"三多一少"症状外，兼见口咽干燥，五心烦热，烘热汗出，心慌失眠，耳鸣遗精，大便干燥，舌红少苔，脉细数。

治则：滋阴生津，清热降火。

方药：一贯煎加味。

处方：沙参 15g，麦冬 10～15g，枸杞子 10g，生地 30g，当归 10g，川楝子 10g，黄芩 10g，黄连 5g，丹参 30g，葛根 15g，天花粉 20g。

方解：情志不调，气郁化火，火盛伤阴，消渴乃发。方中用生地配枸杞子滋养肝肾阴血，沙参配麦冬甘寒益胃，葛根配天花粉生津止渴，均为主药治其本。黄芩配黄连清热泻火，当归配丹参补血活血，共为佐药治其标。更配一味川楝子疏肝解郁，条达气机，使气平则火降。且生地、枸杞、麦冬、当归、黄芩、丹参、葛根，经药理研究均有降糖作用。诸药相伍，共奏滋补肝肾、生津止渴、清热降糖之功。

3. 燥热入血型

主症：除"三多"症状外，又见口干而不多饮，燥热殊甚，牙龈脓肿疼痛，面赤唇红，皮肤痈疮疖肿频生，久不收口，或皮肤瘙痒难忍，大便干燥，舌质红绛，脉数有力。

治则：清热凉血，滋阴解毒，兼予益气养阴。

方药：温清饮合降糖对药方。

处方：黄芩 10g，黄连 10g，黄柏 10g，栀子 10g，当归 10g，川芎 10g，白芍 10g，生地 30g，生黄芪 30g，苍术 10g，玄参 30g，葛根 15g，丹参 30g。

方解：温清饮又名解毒四物汤，出自《医学入门》，由黄连解毒汤合四物汤组成，原治妇人湿热下注胞宫之崩漏带下病症。祝氏用其治疗糖尿病合并急性化脓性感染是取其清热解毒、养血和营的功能。糖尿病并发痈疽疮疖，多因血糖过高，经络不利，气血壅滞，燥热入血所致。治疗一方面要重用清热解毒、凉血活血以消痈，另一方面要益气养阴以降糖，所以祝氏伍用了降糖对药方。若毒热太盛还常加银花、连翘、蒲公英、紫花地丁等。

4. 瘀血阻络型

主症：除"三多"症状外，口干，但欲漱水不欲咽，面有瘀斑，肢体刺痛，痛处不移，心前区痛，或肢体麻木，或半身不遂、或妇女月经量少，经期延后，或经多伴黑血块，舌质紫黯或舌有瘀斑、瘀点，舌下络脉青紫、怒张、脉涩等。

治则：活血化瘀，益气养阴。

方药：降糖活血方。

处方：广木香10g，当归10g，赤芍15g，益母草15～30g，川芎10g，葛根15g，丹参30g，苍术15g，玄参30g，生地30g，生黄芪30g。

方解：方中用丹参、川芎、益母草活血化瘀；当归、赤芍养血通络；木香行气止痛，使气畅血行，增强活血药的化瘀效果；葛根生津止渴，扩张血管；苍术、玄参、生地、黄芪益气养阴。若半身不遂常以补阳还五汤为主，血压高者用血府逐瘀汤加减治疗。

5. 阴阳俱虚型

主症：多见于糖尿病晚期，"三多"症状不明显，口干，畏寒肢冷，腰酸腿软，男子阳痿，乏力便溏，浮肿尿少，肢体麻木。或多见于糖尿病眼底病变，视力下降，甚至失明。舌淡胖，脉沉弱。

治则：温阳育阴，益气生津。

方药：桂附地黄汤加味。

处方：熟附片10g，肉桂5g，生、熟地各10g，山药10g，山萸肉10g，丹皮10g，茯苓10g，泽泻10g。

方解：本证系因三消日久，阴损及阳，火不蒸腾而致，多见于糖尿病肾病、眼病等晚期病变。方中易肾气

丸之桂枝为肉桂，再加熟地、山萸肉、山药补肾滋阴以
生津；丹皮、茯苓、泽泻通利州都以利水；并用附子、
肉桂温阳暖肾，蒸动阳气，共奏阴阳水火平调之功。祝
氏对气虚明显者常加降糖对药方，水湿泛滥者常加防己
黄芪汤。

由于阴阳互根，气血相关，阴可及阳，阳可及阴，
气病延血，血病碍气，临床所见糖尿病单纯、简单的类
型少，交错复合的类型多，所以辨证分为上述5型并不
是绝对的。一般糖尿病发展至中晚期，病程越长，病情
也越复杂难辨，临床经常可以发现上述两型甚至三型的
症状同时出现，只有把握病机，随证变通，才不致失
治、误治。病人若经汤药治疗数月，达到空腹血糖基本
正常，尿糖阴性时，则可以配制水丸坚持长期服用，巩
固疗效。

50

（四）加减用药

在辨证分型、确立主方的基础上，祝氏常根据病情
变化，加减用药。这种加减多是以双药并书的对药形
式，取其相互促进、相互制约、相互依赖、相互转化的
意义。兹举例如下：

尿糖不降，津伤口渴，加天花粉20g、乌梅10g。
天花粉甘苦微寒，养胃生津，清肺润燥，《神农本草经》
谓"主消渴身热，烦满大热。"为消渴要药。乌梅味酸，
清凉生津，益胃止渴，古方玉泉丸用其止虚热烦渴。两
药相配，酸甘合化为阴，养阴生津之力尤强。

血糖不降，加人参白虎汤。该方寒凉不伤胃，清热

又生津。方中用生石膏辛寒清热，除烦止渴；知母苦寒坚阴，滋阴润燥，二药相合，主治口渴引饮之上消尤佳。据日本汉医药理研究，该方有明显降低血糖作用。

饥饿感明显，加玉竹 15g、熟地 30g。胃有燥热则消谷，故善食易饥。玉竹甘平柔润，养肺胃之阴而除燥热；熟地甘温滋腻，补肝肾之血而生精填髓。祝氏体会，二药均为柔润滋腻碍胃之品，故可消除糖尿病人之饥饿感，且药理研究证实二药均有降糖效果。

烘热阵作，加黄芩 10g、黄连 5g。黄芩、黄连均为苦寒坚阴之品，黄芩清肺热，黄连泻心火，二药相伍，善除上焦实火而去烘热。有人认为其药性苦寒，治疗消渴易伤阴败胃，但祝氏将其配入大队益气养阴药中治疗烘热阵作，每获良效，可见妙在配伍。

上身燥热，下肢发凉，加黄连 5g、桂枝 10g。黄连苦寒可清上焦之燥热，桂枝辛温能通下肢之寒凝，二药参合，寒热并用，有调理阴阳、寒热之功。

尿酮体阳性，加黄芩 10g、黄连 10g、茯苓 15g。这是祝氏本人的用药体会。

夜尿频数，加枸杞子 10g、川断 15g。肾为封藏之本又司二便。糖尿病以肾虚为本，封藏失职，肾气不固则夜尿频数或尿液清长。枸杞甘平，可滋补肝肾，益精明目而固肾气；川断苦辛温，能补益肝肾，强筋壮骨而行血脉。二药相合，补肾益精，固肾缩尿，无燥烈伤阴之弊。

小便失控，加生白果 10g、炒枳壳 15g。小便失控亦为肾虚不固之证。生白果甘涩性平，能止带浊而缩小便，《本草品汇精要》云："煨熟食之，止小便频数。"炒枳壳苦微寒，行气宽中而消痞满，药理研究证实可加强肌肉张力。二药相配，敛散并用，中西互参，止遗尿而增加肌张力。

大便干燥，加当归15g、白芍30g，或制首乌15g、女贞子15g。糖尿病燥热伤津，津液亏损，肠枯失润则大便干结难下。四药均为质润多油之品，大量应用则可滋阴养血，润肠通便。

皮肤瘙痒，加白蒺藜10g、地肤子15g。白蒺藜辛苦微温，轻扬疏散，祛风止痒；地肤子辛苦寒，能走表外散肌肤之风而止痒，入里内清湿热而通淋。两药配伍，散风清热，除湿止痒，相须为用。

妇女下身瘙痒，加知母10g、黄柏10g。知母甘寒滋肾润燥，苦寒清热泻火；黄柏苦寒坚阴，清热燥湿，善退虚热。二药伍用，相互促进，滋阴清热，燥湿止痒而直达下焦。

下肢水肿，加防己10g、茯苓15g，或萆薢15g、石韦15g。防己苦辛寒，善走下行，泻下焦血分湿热而利水消肿；茯苓甘淡平，健脾补中，利水渗湿，二药参合，利水消肿力量增强。萆薢苦平，祛风利湿善治淋浊水肿，去浊而能分清；石韦苦微寒，上可清肺经之热疗肺热咳嗽，下能利膀胱湿热治尿闭、淋痛，两相配伍，萆薢长于利湿，石韦专于通淋，利尿消肿，其功益彰。

失眠，加白蒺藜10g、首乌藤15g。白蒺藜入肝经，平肝熄风解郁，走头目祛风通络，以走为要；首乌藤入心经，既能养血安神，又可祛风通络，以守为主。二药合用，一走一守，相互制约，相互为用，善治心肝血虚，肝郁不舒之失眠多梦。

腰痛，加川断 15g、桑寄生 20g。腰为肾之府，糖尿病腰痛多责之肾虚。川断苦温，补肝肾，强筋骨，通血脉，止疼痛；桑寄生苦平，质厚而柔，补肝肾，强筋骨，祛风除湿而补血。二药合用，补肾止痛力量增强。

两膝酸软无力，加千年健 15g、金狗脊 15g。千年健辛散苦燥温通，可祛风湿壮筋骨；金狗脊入肝肾经，为强筋骨要药。二药伍用，强筋壮骨，增强体力，相互益彰。

肢体麻木，加豨莶草 20g、鸡血藤 30g。豨莶草辛苦寒，善祛筋骨间风湿而治四肢痹痛，中风瘫痪；鸡血藤苦甘温，补血活血而舒筋通络。二药相伍，祛风除湿养血通络，可治肢体顽麻。

视物模糊不清，加川芎 10g、白芷 10g、菊花 10g。川芎辛温，活血祛风，通络明目；白芷辛温，芳香化浊，散风明目；菊花甘寒，疏散风热，养肝明目。三药相伍，辛凉芳香，祛风活血，明目止痛，祝氏常用治肝肾不足，肝经风热之视物模糊。

阳痿，加仙茅 10g、仙灵脾 10g。二药均性味辛温，入肝肾经，补命火而兴阳事，壮筋骨而降血压，相互伍用，温肾壮阳，其效尤强。

（五）活血化瘀法的应用

自古以来，在有关消渴病或糖尿病的诸文献中，从未发现应用活血化瘀法治疗本病的记载。祝氏通过研究发现，糖尿病发展到一定程度，尤其是合并有慢性血管、神经病变时或者长期使用胰岛素治疗者常常伴有瘀血表现，诸如肢体疼痛、麻木、皮肤颜色青紫，心前区疼痛，痛处固定不移，面部晦黯，半身不遂，妇女闭经或者经量稀少，黑紫血块，舌质淡黯，舌边有瘀斑或瘀点，舌下络脉青紫、怒张等等，祝氏最先提出采用活血化瘀法，首创活血化瘀法治疗糖尿病的新途径。

西医学研究经病理解剖发现，部分糖尿病人的胰腺血管存在着闭塞不通现象。约70％的糖尿病人死于心、脑血管并发症，由于动脉粥样斑块的形成，血管弹性减弱，血小板聚集性增强，致使血管壁增厚、内壁粗糙、内腔狭窄，再加上血液流变性异常，血黏度增高，造成血栓形成或微血管栓塞，毛细血管基底膜增厚或阻塞，血液瘀滞，血流缓慢和微循环障碍，均说明糖尿病瘀血证是有其病理生理学基础的。

中医古代医学家也曾发现消渴的发病与瘀血有关。瘀血可以导致消渴，消渴日久又易产生瘀血。如：《灵枢·五变》中说："其心刚，刚则多怒。怒则气上逆，胸中蓄积，血气逆流，髋皮充肌，血脉不行，转而为热，热则消肌肤，转为消瘅。"指出消渴是因大怒气逆，气血不畅，瘀血内停，蓄久化热，灼伤阴津而形成。明代医籍《医学入门》也说："三消……总皆肺被火刑，熏蒸日久，气血凝滞。"说明消渴的阴虚燥热，血液被煎熬则浓缩，黏稠不畅，日久可以产生瘀血。关于瘀血发渴的机理，唐容川在《血证论》一书中论述很明确："瘀血在里则口渴。所以然者，血与气本不相离，内有瘀血，故气不得通，不能载水津上升，是以发渴，名曰血渴。瘀血去则不渴矣。"虽然古代的消渴不完全等同于现代的糖尿病，然而古人的这些认识对研究糖尿病瘀血证不无启发，是可以借鉴的。

祝氏认为，糖尿病瘀血证主要由气阴两虚所导致。气为血帅，血为气母，气虚推动无力，血液运行不畅，缓慢涩滞，而成瘀血，即所谓"气虚浊留"。阴虚火旺，煎熬津液，津血同源，津亏液少则血液黏稠不畅亦可成瘀，即所谓"阴虚血滞"。瘀血形成之后又可阻滞气机，使津液失于敷布，加重糖尿病病情而出现多种晚期合并症或并发症：瘀阻于心脉可致胸痹心痛；瘀阻于脑络则成中风偏枯；瘀阻于肢体则麻木、刺痛，甚至脱疽；瘀阻于目络可致视瞻昏渺；瘀阻于肾络则尿闭水肿。

治疗糖尿病瘀血证，祝氏常用自拟的降糖活血方：广木香 10g，当归 10g，益母草 30g，赤芍 15g，川芎 10g，丹参 30g，葛根 15g，苍术 15g，玄参 30g，生地 30g，生黄芪 30g。方中用生黄芪、生地、苍术、玄参益气阴、补脾肾以治本，俾气阴旺则血畅行；丹参、葛根、当归、川芎、赤芍、益母草、广木香活血行气，逐瘀生新以治标，共奏气阴双补、活血降糖之功。本方治疗气阴两虚兼瘀血型糖尿病，不仅能消除或改善临床症状，降低血糖、尿糖，而且可以纠正异常的血液流变性指标，预防和减少糖尿病慢性并发症的发生。对长期注射胰岛素治疗的胰岛素依赖型患者或有慢性并发症的非胰岛素依赖型患者，祝氏应用降糖活血方治疗后常可使部分患者的胰岛素用量减少甚或停用，而病情仍控制

55

满意。

近年大量的实验研究证实，活血化瘀药物能扩张血管，使血流加快和血流量增加。并能抑制纤维组织增生，纠正和改善异常的血液流变性，调整凝血与抗凝血功能，消除微循环障碍，从而改善糖尿病人的糖、脂代谢，预防或减轻多种血管并发症的出现。因此，有些学者认为治疗糖尿病时，应当以活血化瘀法贯穿始终，而不必拘泥于瘀血见证的有无。祝氏则强调，使用活血化瘀法必须辨证，气血相关，不可分离，气虚血瘀宜益气活血，气滞血瘀则行气活血，阴虚血瘀宜养阴活血，阳虚血瘀则温阳活血。如他治疗糖尿病并发中风偏瘫常用补阳还五汤加味，并发高血压常用血府逐瘀汤加味，合并肝硬化、肝脾肿大时常用膈下逐瘀汤加减等等，皆不脱离中医辨证论治的原则。

56

（六）慢性并发症的治疗

糖尿病中晚期产生的多种慢性并发症，尤其是大血管及微血管病变是造成病人致死致残的主要原因。据有关研究资料统计，糖尿病病人的心脑血管患病率是非糖尿病患者的 2～3 倍，且发病提前，死亡率亦高，发生肢端坏疽者比普通人群多 30 倍，糖尿病导致肾衰竭的发生率比非糖尿病患者高 17 倍，因糖尿病引起失明者高于普通人群 25 倍，可见糖尿病的危害性是相当可怕和严重的。鉴于目前对这些慢性并发症尚缺乏有效防治措施的情况，祝氏近年在治疗方面进行了初步探索。他认为糖尿病的慢性并发症属于本虚标实之证：气阴两伤、脾肾阳虚、心血亏损、阴阳两虚为本；瘀血阻络、痰浊不化、水湿泛滥等为标。治疗宜标本兼顾，一般应用降糖对药方加减治之。

1. 合并心血管病变

合并缺血性心脏病（冠心病等）以益气养阴、活血通脉为治则。如症见胸闷气短，心痛频发或心痛彻背者，常加冠心Ⅱ号方（川芎、丹参、赤芍、红花、羌活），或加菖蒲配郁金、羌活配菊花两组对药。

若症见心慌气短，动辄加重，不耐劳累，脉律不整，脉象或结或代，或数或迟者，此为心气不足，心血亏损，常加生脉散（党参、麦冬、五味子）、柏子仁、炒枣仁等益气生津，养血复脉。近年亦常用降糖生脉方（后文详述）加减。

合并高血压者，以益气养阴、平肝降压为治则，常根据辨证用降糖对药方或降糖生脉方酌加牛膝15g、桑寄生20g、钩藤15g、夏枯草15g、黄芩10g、菊花10g。这些药物不仅能滋肾平肝，清热泻火，而且药理研究证实均有降压作用。

2. 合并脑血管病变

肥胖型糖尿病以及糖尿病性高血压、高血脂、高血黏度，都是发生脑血管疾病的重要原因，而且脑动脉硬化、脑血栓形成或脑梗塞等缺血性脑血管病变比脑出血更为多见。

祝氏认为，糖尿病并发脑中风后遗症的半身不遂多属气虚血瘀证，常用降糖对药方合补阳还五汤加减治疗。如兼见神志不清者加菖蒲、远志以通心窍；有偏头

57

者为瘀阻脑络，加茺蔚子、钩藤；肢体麻木的为络脉不通，偏上肢加桑枝、片姜黄，偏下肢加桑寄生、鸡血藤；言謇语涩为舌根络脉瘀阻，加生蒲黄、白术、菖蒲；口眼㖞斜为肝风牵引，加全蝎，白僵蚕；痰涎壅盛加半夏、橘红、胆南星；腿软无力为肾虚加功劳叶、千年健、桑寄生、金狗脊等强筋壮骨药等。

3. 糖尿病肾病

糖尿病肾病是因糖尿病性肾小球硬化所导致的严重并发症。早期表现为间歇性、持续性的蛋白尿或管型，继之为高血压、浮肿、肢冷、腰酸、头晕、尿多等。由于蛋白质长期从尿中丢失，加之糖尿病本身蛋白代谢失调，可以出现低蛋白血症。晚期可合并氮质血症，病情继续恶化则可发展为慢性肾衰竭，死于尿毒症。

本病的中医病机较为复杂，祝氏认为，早期病变多为气阴两虚，瘀血阻络，日久则脾肾不足，阴阳两虚，夹有瘀血，水湿潴留，泛溢肌肤。若进一步发展可成为肾阳衰败，浊毒内停，耗伤气血；水饮不化，上凌心肺之危象。

祝氏治疗本病的早期病变，均以降糖对药方为主，蛋白尿重用生黄芪50g，再加山药、益母草、白茅根、白花蛇舌草等；镜下血尿常加生荷叶、生侧柏、生艾叶、生地榆；尿少水肿加车前草、旱莲草或萆薢、石韦；血压高者加牛膝、桑寄生、夏枯草、黄芩，有时也用杞菊地黄汤加减。祝氏认为晚期病变的治疗最为困难，还没有探索出一定规律，一般对浮肿明显者常用防己黄芪汤合六味地黄汤或桂附地黄汤；对贫血严重、面色苍白、全身无力者，常用参芪四物汤加制首乌、女贞子、枸杞子、桑椹子、白术、仙鹤草等益气养血，补肾生精；对血尿素氮、肌酐增高，胃中湿浊上逆而见恶心、呕吐、不能进食、口中尿臭味、苔厚腻者，常用香砂六君子汤加菖蒲、佩兰、竹茹、旋覆花等健脾和胃，芳香化浊，降逆止呕。

4. 糖尿病性视网膜病变

糖尿病性视网膜病变属于中医之"视瞻昏渺"、"血灌瞳神"或暴盲的范畴，若发生增殖性视网膜病变，视网膜上出现新生血管，则可引起玻璃体出血、纤维组织增生、视网膜剥离等严重后果，是导致失明的重要原因。

祝氏认为本病之病机主要是气阴两虚、肝肾阴亏、瘀阻目络。糖尿病以气阴两虚为本，气虚不运或阴虚血滞均可产生瘀血阻络。又因肝藏血、肾藏精，肝肾同源，肝开窍于目，目得血而能视，故对并发视网膜病变者祝氏常以益气养阴、滋补肝肾、活血止血为治疗原则。对早期病变出现视物模糊不清，视力下降者，常用降糖对药方加川芎 10g、白芷 10g、菊花 10g、青葙子 10g、谷精草 10g，以益气养阴，活血化瘀，祛风明目；对晚期病变由于眼底出血，视物发红甚或失明者，常加大小蓟各 15g、茜草根 10g、槐花 10g、三七粉 3g（分冲），以止血凉血，活血消瘀。有时也加云南白药，每服 1/8 瓶，每日 2 次。大便干燥常加当归 15g、白芍 30g、制首乌 15g、女贞子 15g、草决明 30g，以滋补肝肾，养血明目，润肠通便。祝氏指出，治疗糖尿病眼底

59

出血不宜应用一派敛涩止血之药，因瘀血阻络则血不循经而外溢，瘀血不去则新血不生，故用川芎、白芷、菊花、大小蓟、茜草根、槐花、三七粉等辛凉散风、化瘀止血之品，有助于出血吸收，防止机化物形成，以免再次出血。

5. 糖尿病性周围血管病变

糖尿病性周围血管病变以闭塞性动脉硬化症最为重要，其发生率为非糖尿病人的 11 倍。平均发病年龄比后者提前 10 年，一旦发生，其截肢率是非糖尿病人的40 倍。糖尿病性血管病变早期可表现为肢体皮温下降，足部发凉，上举后变苍白，下坠后发紫，足背动脉搏动消失，常发生于小腿后面，足跟后部或趾端，轻微的皮损即可导致溃疡或坏疽，故可归属于中医"脱疽"的范畴。

祝氏认为本病系因气阴两虚，阳气不足，外感寒湿之邪侵入血脉，寒凝血滞造成瘀血阻络所致。治疗时应在益气养阴的基础上酌情加入两组药物：其一是加温经散寒之药，如桂枝、威灵仙、炮附片、细辛、羌独活之类，阳气得通，寒湿消散则血流畅行；其二是加破血通经药物如苏木、刘寄奴、路路通、地龙、生山楂、穿山甲等，因为病属瘀血重症，非破血逐瘀之峻药不当其任。如寒湿化热，瘀热内阻，局部红肿甚至溃破者，又当加银花藤、黄柏、紫花地丁、丹皮等清热解毒、凉血通络药物。

6. 糖尿病性周围神经病变

糖尿病性周围神经病变是常见慢性并发症之一。早期症状是以感觉障碍为主，常见有对称性的双下肢麻木，伴有针刺样及烧灼样感觉异常，难以忍受，夜间加重。有的病人可有自发性疼痛、闪电痛或刀割样痛，日久可产生大腿肌肉萎缩，肢体不用。这些表现颇似于中医的痹证，但又不能完全按照痹证论治。

祝氏认为本病系因气阴两虚、血脉瘀阻之体，复感寒湿而成，治疗宜益气养阴，活血通络，散寒除湿，常用降糖对药方合四藤一仙汤加减治疗。四藤一仙汤由鸡血藤 30g、钩藤 15g、络石藤 15g、海风藤 15g、威灵仙 15g 组成。方中选用藤枝攀绕、性能多变的四藤，配合通达十二经脉的威灵仙，使全方具有疏通经络、养血活血、解痉止痛的功用。其中钩藤清热平肝，缓急解痉；络石藤祛风清热，舒筋消瘀；海风藤祛风除湿，通脉行络；鸡血藤养血活血，舒筋通络；威灵仙祛风湿，行经脉、通络止痛。全方配伍精当，药性中和，便于临床加味应用。笔者曾见祝氏以本法治疗糖尿病周围神经病变数例，均有明显止痛和消除感觉障碍的疗效。

7. 糖尿病性腹泻

糖尿病人可以由于内脏植物神经病变导致肠功能紊乱，发生间歇性或顽固性腹泻与吸收不良综合征，称之为糖尿病性腹泻，是糖尿病晚期并发症之一。发作时每天腹泻可达数次或数十次，呈水样便，无腹痛。可持续数周，有时伴便秘，或两者相互交替，大便化验和培养无异常，X 线检查见小肠功能失调，尤其多见于老年糖尿病患者。

祝氏认为，糖尿病初期病机是阴虚燥热或者气阴两伤，由于燥热伤津或津液本身匮乏，肠枯失润，故多见大便秘结。若病情发展，阴损及阳，脾肾阳虚则寒湿内生，下注大肠，开阖失司而泄泻不止。此外，也有因治疗过程中过用苦寒降火或滋阴滑肠之药，损伤脾胃，中焦不运而引起。故糖尿病腹泻以脾肾阳虚，寒湿不化者多见，但也有上焦燥热未除，下焦寒湿又生的寒热错杂证。

治疗糖尿病性腹泻的轻证，祝氏一般用降糖对药方去生地、玄参，加熟地、白术、苏梗、藿梗、白芷、生薏苡仁、山药、芡实米、诃子肉、肉豆蔻等；重证则用肾着汤合四神丸，再加上述药物；对寒热错杂证之腹泻，常用肾着汤或四神丸与葛根芩连汤或白头翁汤合方再加上述药物以寒热平调，清上温下。其中苏梗配藿梗、白芷配生薏苡仁是祝氏治疗寒湿腹泻的两组常用对药。苏梗辛香温通，长于行气宽中，温中止痛；藿梗气味芳香，化湿止呕，醒脾理气。二药相伍，相得益彰，理气宽中、消胀止痛力量增强，祝氏常用治寒湿不化，气机不畅之胸膈脘闷，腹中肠鸣。白芷辛温，散风燥湿，芳香通窍，《本草正义》云其："燥湿升清，振动阳明之气，固治久泻之良剂。"生薏苡仁甘淡微寒，清利湿热，健脾补肺。二药相伍，一寒一热，辛散淡渗，燥湿健脾，治湿注大肠，肠鸣泄泻，其效益著。

（七）降糖生脉方的临床观察

中老年糖尿病人合并冠心病、高血压等心血管疾病机会极多，祝氏临证时也发现病人常伴有胸闷憋气、肩背酸痛、心慌气短、心区疼痛、血压增高、脉律不整等症状。为此，于 1993 年初自拟出降糖生脉方（又名降糖 2 号）进行治疗。方中以生黄芪、生熟地益气养阴，降低血糖；沙参、麦冬、五味子即生脉散之变通，沙参易人参则滋阴清热之力增强，三药合用养阴益气，强心复脉。实验研究生脉散可改善心肌缺血，大剂量时可使血压下降。生山楂消食降脂，活血通脉；花粉润肺养胃，生津止渴。共奏益气养阴，强心复脉，降糖降脂之功。通过近两年应用，初步体会疗效较佳，现将随师诊治记录较完整的 50 例做一回顾性总结如下：

附：降糖生脉方治疗糖尿病 50 例疗效观察

（1）临床资料：全部病例均为 1993 年 5 月至 1994 年 11 月经祝氏诊治的门诊患者，按 WHO 糖尿病专家委员会标准诊断为 NIDDM（非胰岛素依赖型糖尿病），且均系单纯饮食疗法和/或口服降糖西药不能控制者。临床多有乏力、口渴多饮、心慌汗出、胸闷憋气或心前区疼痛、舌黯淡、脉律不整等症状。辨证属于气阴两虚、心血不足、瘀血阻络型。其中男性 16 例，女性 34 例；年龄 28～81 岁，平均年龄 58 岁；病程 3 个月～20 年，平均 5 年；空腹血糖 6.9～8.3mmol/L 者 2 例；8.4～11.1mmol/L 者 21 例；11.2～16.6mmol/L 者 25 例；>16.7mmol/L 者 2 例。合并心血管病变 13 例；高血压病 12 例；脑血管病 3 例；肾病 4 例；视网膜病变 8 例；周围血管病变 2 例。

（2）治疗方法：50 例患者均用降糖生脉方为主治疗，治疗期间原用的西医降糖药及饮食量不变，若出现

63

血糖显著降低则酌情减少降糖西药用量。其中单纯用中药治疗者 3 例；中药加口服降糖药治疗者 46 例；中药加胰岛素治疗者 1 例。

降糖生脉方组成：生黄芪 30g，生、熟地各 15g，沙参 15g，麦冬 10g，五味子 10g，生山楂 15g，天花粉 20g。每日 1 剂，水煎服。

加减：若口不渴去天花粉；血糖＞11.1mmol/L 加苍术、玄参；烘热汗出加黄芩、黄连；心区疼痛加菖蒲、郁金、羌活、菊花；血压增高加牛膝、夏枯草；腰酸尿频加川断、枸杞子；下肢疼痛、麻木加鸡血藤、威灵仙；下肢无力加桑寄生、狗脊、千年健；视物模糊加川芎、白芷、菊花、青葙子。疗程为 2～4 个月，其中疗程 2 个月者 11 例；3 个月者 33 例；4 个月者 6 例。

(3) 疗效标准：参考国内有关疗效标准规定制定。

显效：症状基本消失，空腹血糖降至＜7.2mmol/L，尿糖（－），或空腹血糖较治疗前下降 30％以上。有效：症状明显改善，空腹血糖降至＜8.3mmol/L，或空腹血糖较疗前下降 10％～29％者。无效：经 3 个月以上治疗，而血糖、尿糖未达有效标准者。

(4) 治疗结果：显效 25 例（50％），有效 13 例（26％），无效 12 例（24％），总有效率为 76％。治疗前空腹血糖均值为 11.5mmol/L，治疗后均值 8.8mmol/L，平均下降 2.7mmol/L。治疗前后自身对照比较 P＜0.01，差别非常显著。

（八）饮食禁忌与生活调摄

由于很多因素都可以导致糖尿病人的病情出现反复，如气候的冷暖，饮食生活不节，脑力、体力劳动强度过大以及不良的精神刺激等等，所以祝氏治疗时不仅注意药物的降糖作用，而且非常重视饮食禁忌与生活方面的调摄。

中医历来讲究疾病的忌口，如热性病或素有内热者不宜食辛辣，脾胃虚寒或寒湿痹证不宜食生冷等，对糖尿病人来说忌口问题尤为重要。如前所述，长期地过量食用糖果、甜点、肥甘厚味之品，以及酗酒无度是诱发糖尿病的重要原因。而病人在确诊之后经严格的饮食控制，更喜欢甜食或膏腴食物，因此每逢年节之后，总有一部分病人发生血糖、尿糖波动，病情反复，其原因都是年节不注意忌口的缘故。故在此之前，祝氏总要告诫病人要注意忌口和忌酒。

糖尿病人的忌口问题相当复杂，据祝氏多年临床观察和听病人就诊时反映，不仅应禁忌糖和甜点，含糖量较高的水果（橘子、柿子、葡萄、香蕉、西瓜、菠萝、荔枝、罗汉果、大枣、梨、苹果等）食后均可使血糖、尿糖增高。如有的报刊登载说西瓜可以治糖尿病，事实上在夏秋季节，糖尿病人食后大多数会使血糖升高。而且发现，食西瓜的红瓤可升血糖，食白瓤则降血糖，故常建议病人可以把西瓜白瓤当作冬瓜来生吃或熬吃。但是也有例外，像梨和苹果本来都很甜，个别病人食后对血糖反而没有什么影响，什么道理不太好理解。祝氏也

65

发现部分含糖量不高的蔬菜（西红柿、韭菜、茴香、香椿等）病人食后曾反映血糖、尿糖产生波动，用西医观点不好理解，但从中药药性分析，韭菜、茴香、香椿均属性味辛热，与阴虚燥热的糖尿病病情不符。还有白薯和新鲜的老玉米，食用时很甜，糖尿病患者亦当然忌吃。近几年来，不少病人反映冬天食涮羊肉后会出现血糖、尿糖升高的现象，这是因为羊肉性味甘温，补益气血，温中暖胃，如果再配以黄酒、辣椒油、韭菜花等调料，可造成辛温助热伤阴而引起血糖升高，因此糖尿病人食涮羊肉不宜过量，选择调料时也应忌用辛辣温热之品。以上忌口的内容都是祝氏通过临床从病人反映所发现的，是病人实践中的体会，至于其确切机理尚有待于今后进一步研究。

祝氏特别强调糖尿病人切忌饮酒，即使是啤酒、葡萄酒也不要饮。因为饮酒会发生高血脂，使肝脏负担加重，糖代谢进一步紊乱，使糖尿病失去控制。祝氏曾治过一位老同志，经服中药数月，血糖尿糖恢复正常，平时偶吃少量糖果也没有关系。但某年春节，巧遇老战友，兴奋之余，一夜对饮了一瓶茅台酒，结果所有病情全部复发，只好重新治起，才得以控制。

在生活调摄方面，祝氏认为糖尿病人的生活要有规律，体力劳动要适度，避免忧虑、恼怒、惊吓、失眠等不良情绪的影响。使病人既认识到糖尿病的危害性，积极坚持配合治疗，也不要思想负担过大，产生消极心理，不利于病情恢复。

总之，祝氏认为中医学是几千年实践经验的积累，还有众多的单方、验方，现代又有日新月异的西药，只要认真研究糖尿病的规律，根据辨证辨病相结合的原则，寻找有效治疗方法，医患配合，糖尿病是完全可以控制的，并不是不治之症。

冠 心 病

冠心病属于中医的胸痹、心痛的范畴，为本虚标实之证。祝氏认为，目前有人主张用芳香温通法或活血化瘀法治疗本病，虽可收一时之效，但容易造成忽视辨证论治的倾向。倘若是冠心病虚证，仍然一味温通或活血，只会徒伤正气，而犯虚虚之戒。即使应用芳香温通和活血化瘀治疗，方药选择亦应根据病情灵活掌握，知常达变。总之，通过辨证则疗效满意，单用一药则不如辨证为佳。

67

（一）脉律不整　燮理阴阳气血

文献论述胸痹心痛多主阳虚，如《金匮要略·胸痹心痛短气病脉证并治》云："阳微阴弦，即胸痹而痛，所以然者，责其极虚也。"祝氏认为，阴阳互根，气血相关，在冠心病发展过程中，阳虚者有之，阴虚者亦复不少，然更多见为气阴两虚或阴阳两虚证。心主血脉有赖于心气推动和心血充盈。心气不足则血行不畅，心血亏损则心失所养，故治疗冠心病虚证宜气血并治、阴阳平调，或补阴顾阳、补阳护阴，或补气兼养血通脉、调血兼益气行气，通过燮理阴阳气血而达扶正祛邪之目的。

据祝氏临床经验，冠心病虚证以气阴两虚兼瘀血阻络最多，每以心悸怔忡为主诉，其脉律不整，或结或代，或数或迟；常伴有乏力、神疲、气短，甚则动则气喘，不耐小劳，口干，心烦，舌淡或红，边有齿痕等症，治疗以生脉散为主方，酌加柏子仁、当归、白芍、丹参、菖蒲、郁金、羌活、菊花等药益气生津，养血复脉。方中一般用党参；若气虚重，脉细弱无力，则用人参；阴虚为主则易以西洋参或北沙参；心悸明显加珍珠母、生牡蛎重镇安神；后背畏寒加桂枝、炙甘草温通心阳；胸闷不畅，隐隐作痛加全瓜蒌、薤白通阳散结、宣痹止痛。《医方集解》释生脉散方名说："气充脉复，故名生脉。"药理研究证实，本方具有强心作用，能改善左室功能，降低心肌耗氧量。祝氏亲身尝试过生脉散加味对脉律不整的疗效。他于数年前患脉律不整，脉搏每分钟停跳十几次，自觉心慌气短，稍行路加速或上二层楼即气喘吁吁，难以自持。因思年老体衰，心脏气阴不足，心血瘀阻，乃拟生脉散用人参，加西洋参、柏子仁、当归、川芎、赤芍、生山楂、葛根、丹参等药研为细末，每日分两次冲服，数日后脉搏规则有力，心慌气短均消失，迄今未发。若气阴两虚进一步发展为阴阳两虚，证见脉结代，心动悸者，祝氏主张用炙甘草汤加麦冬、五味子，或加全瓜蒌、薤白治疗。

（二）心痛频发　活血化瘀通络

活血化瘀是冠心病重要治则之一，气虚血瘀或气滞血瘀是冠心病心绞痛发作的主要原因。若心绞痛发作频繁，呈刺痛或闷痛，心慌、气短、唇黯、舌质淡黯或有瘀点，舌下络脉瘀张，脉弦细者，多属心脉瘀阻。本着急则治其标的原则，常用自拟葛红汤（葛根 15g、红花 10g、当归 10g、川芎 10g、赤芍 15g、丹参 30g、羌活 10g、菊花 10g、党参 10g、麦冬 10g、五味子 10g）治疗。方中以葛根通络化瘀、升津润筋为君；红花、丹参活血养血为臣；当归、赤芍、川芎、羌活、菊花养血和营，通督脉，熄肝风为辅；生脉散益气生津固本。全方既有化瘀定痛、益气养阴之功，又无耗气伤阴之弊，较单用活血化瘀为优，适宜于长期服用。方中葛根、川芎、丹参、羌活、菊花等经药理研究证实，均有扩张冠状动脉，改善心肌供血的作用。曾治赵某，女，70 岁。因患冠心病 8 年，心绞痛频发 2 月，于 1992 年 2 月 28 日就诊。自诉心痛彻背，每日发作，活动尤甚，口服消心痛、心痛定不能缓解，伴心慌、胸闷、后背燥热、口苦、腹胀、大便干结，舌质黯红，脉沉弦。辨证为心阴不足，心血瘀阻，用葛红汤去生脉散加柏子仁、菖蒲、郁金、瓜蒌、薤白养阴活血，通络定痛。经治半月，心绞痛程度明显减轻，发作次数亦减少，夜能安卧，大便畅通。守方再服半月，心绞痛控制，停服消心痛，仍用前方加生脉散、木香、陈皮等固本缓缓图治。

（三）痰阻气机　心胃同治为要

冠心病心绞痛经常表现在胃脘部，容易被误诊为胃痛。这是因为心与胃相比邻，经络相连。胃之大络，名

69

曰"虚里"，为心尖搏动之处，可察宗气盛衰。祝氏认为，此种类型大多由平素恣食肥甘、少劳多逸而成，脾虚失运，痰湿内生，气机不畅，以致痰浊与瘀血互结，阻塞心脉，不通则痛，形成心胃同病，常见胸闷不舒，胃脘部疼痛或胀满，嗳气则舒，餐后脘痛加剧，纳差恶心，苔白腻，脉沉滑。治疗用香砂六君子汤加菖蒲、郁金、瓜蒌、薤白健脾化痰、通阳活血，随着消化道症状的改善，心绞痛也会继之而定。

从调脾胃功能着手治疗胸痹心痛，古人早有论述。《金匮要略·胸痹心痛短气病脉证并治》中所用瓜蒌、薤白、半夏、枳实、陈皮、生姜、薏苡仁、桂枝等实际上均是调理脾胃之药，尤其是治疗胸痹虚证用人参汤（理中汤的异名），更是以温中健胃治疗心痛的典范。后世治疗瘀血胃痛用丹参饮（丹参、檀香、砂仁），现代常用其治心绞痛，亦属心胃同治之法。故祝氏说："健脾胃，补中气，脾胃健旺则痰湿自化，脉道通畅。如只执化瘀通络，不审证求因，效果很难理想。"

（四）用药配伍经验介绍

祝氏治疗冠心病，积累了丰富的用药经验，尤其重视药物配伍后的相互协同作用，常用药对如下：

葛根配丹参：葛根甘平，入胃、脾经，能解肌退热，生津止渴，滋润筋脉，扩张脑、心血管，改善血液循环，降血糖；丹参苦微寒，入心、肝经，活血祛瘀，镇静安神，降血糖。二药合用，逐瘀生新，生津止渴，通脉止痛，用于糖尿病合并冠心病心绞痛效果极佳。

羌活配菊花：羌活辛温，善散头项脊背风寒，通太阳经与督脉之阳而治心痛彻背；菊花甘寒，清热明目，《日华子本草》载其能"利血脉，治四肢游风，心烦，胸膈壅塞"。两药的药理研究皆有扩冠定痛作用，寒温配伍，互取其长，故凡冠心病心痛彻背者咸用之。

菖蒲配郁金：菖蒲开窍豁痰，醒神健脑，化湿开胃；郁金凉血清心，行气解郁，祛瘀止痛。菖蒲开窍，郁金解郁，二药配伍共奏豁痰行气、宣痹止痛之效，常用于治疗气滞血瘀、痰湿内阻之胸痹心痛者。

丹参配生山楂：丹参养血活血，祛瘀生新；生山楂破气散瘀，消食降脂，二药配伍，能祛瘀止痛，常用于治疗心绞痛伴高血脂者。

《 高 血 压 》

高血压是中老年的常见病，晚期可导致心、脑、肾等多器官病变，危害性极大，迄今尚无根治办法。祝氏认为，高血压的致病因素复杂，反复性大，尤其是精神因素如忧思恼怒、工作紧张等对病情控制有显著影响。但外因是通过内因起作用的，人体脏腑的气血逆乱、阴阳失调是本病发生发展的内在原因，治疗时调整脏腑气血和阴阳平衡是非常重要的。

（一）病因病机

基本病机是本虚标实：在本以肝阴不足，肝阳上亢或者肾阴亏损，水不涵木为主；在标以气火上逆，火盛风动或肝阳化风为主。《灵枢·海论》所云："髓海不足，则脑转耳鸣，胫酸眩冒"，以及《素问·至真要大论》中"诸风掉眩，皆属于肝"，均是指此而言。初期病在肝肾，阴虚阳亢，日久则气病延血，阴损及阳，发展为气血瘀阻，阴阳两虚，多脏器受损之晚期高血压。

高血压发展过程中常有夹痰夹瘀之变。痰浊的生成与肝火亢盛，津液受煎熬或脾虚湿盛，健运失常有关；瘀血则为气滞不畅或气虚无力推动而成。临床常见有言语不利、喉中痰多、心区闷痛、肢麻指痛、活动不遂、舌黯苔腻等心脑血管疾病表现。

（二）诊断经验

西医诊断高血压，以临床上收缩压或/和舒张压增高为标准。祝氏经多年临床观察和体会，发现高血压患者有时会出现某些特异性的舌象、脉象和症状，如果结合血压仪器测量，更有利于中医辨证分型治疗。

1. 舌象：实性高血压舌质多为红黯，舌苔黄或厚腻；虚性高血压舌质多为淡黯，淡胖，苔少或薄白。如果伴发心脑血管病变，属瘀血型高血压者，除舌质紫黯，瘀点瘀斑之外，舌下络脉常见青紫怒张。

2. 脉象：现代研究高血压以弦脉最为多见。祝氏体会如弦脉出现"脉上鱼际"者更有诊断价值。寸口脉一般是指从鱼际下至高骨旁共长一寸九分的桡动脉部位，祝氏认为若两手脉长"上盈于寸，下盈于尺"且弦劲有力，并上鱼际者，称作"脉上鱼际"，是部分高血压特有的脉象，尤多见于收缩压增高，脉压差大的患者，病机属心肝火旺，气火串扰血脉或阴不敛阳，阴虚阳亢。验之血压计测量，十之八九能得到验证。若舒张压增高为主，即脉压差相对偏小者，多为细弦或细涩脉，病机为肝肾阴虚，气火浮游于血脉之中或气虚血瘀，血行不畅所致，此时不能单凭脉诊，必须结合血压计测量确诊。

3. 症状：凡是患者主诉耳内经常发痒者多数患有高血压，这是祝氏独特的诊断经验，教科书和杂志未见记载。临证时，若见头晕头痛的中老年人，常询问其是否耳内经常发痒或耳鸣，若有耳痒，测其血压多数增高。推究其理：肾主藏精，开窍于耳，肝司藏血，主风主动。高血压以肾阴不足为本，肝经火盛为标，肾阴不足，风火上扰于耳则耳内作痒也。还有老年人出现颈项强硬，半身麻木，步履无力，如踩棉絮者，大多是瘀血型高血压之表现，亦是问诊的重点。

（三）辨证分型治疗

施今墨先生治疗高血压常分虚实两型：凡积热生火，热迫血逆，腑实便结者属实性高血压，治宜龙胆泻肝汤、三黄石膏汤等苦寒直折，清泻肝火。如肝肾阴虚，下虚上盛，阴不敛阳者属虚性高血压，治宜左归饮、杞菊地黄汤、四石汤（灵磁石、紫石英、代赭石、石蟹）等上病下治，滋阴潜阳。祝氏在此基础上，又增加了瘀血阻络和肝风夹痰两型，并根据本病虚中夹实、实中兼虚的特点，强调虚实兼顾、标本同治。

1. 实性高血压

常见于高血压病之初期，因肝火上炎、肝阳上亢而证见头痛眩晕，面红目赤，口苦耳鸣，烦躁易怒，便结溺黄，两太阳穴静脉怒张，舌红苔黄，脉弦劲有力或脉上鱼际。

特点是血压多以收缩压增高为主，脉压差大，耳鸣如雷，脉弦而上鱼际。

治则：清肝泻火，平肝潜阳。用祝氏自拟降压验方：

夏枯草 15g，苦丁茶 10g，杭菊花 10g，黄芩 10g，槐花 10g，钩藤 10g，茺蔚子 10g，桑寄生 20g，怀牛膝 15g，石决明 30g（先下）。

方中用夏枯草、苦丁茶、杭菊花、黄芩清泻肝胆实火；槐花、茺蔚子凉血活血通络；钩藤、石决明平肝潜阳；桑寄生、怀牛膝滋补肝肾，引血下行而降低血压。头痛剧烈加羚羊角粉、白蒺藜；大便干燥加生大黄、草决明。

2. 虚性高血压

(1) 肝肾阴虚型

临床最为多见，由于素体阴虚或阳亢日久，下汲肾阴而致。症见头痛头晕，耳鸣耳痒，两目干涩或视物模糊，口干心烦，手足心热，腰酸膝软，舌淡黯，脉细弦或弦大无力。

特点是血压多以舒张压增高为主，脉压差偏小，耳痒或耳鸣如蝉，脉细弱无力。

治则：滋补肾阴，平肝降压。

方用杞菊地黄汤加钩藤 10～15g，夏枯草 15g，黄芩 10g，桑寄生 20g，怀牛膝 15g，杜仲 10g。

张景岳云："无虚不作眩，当以治虚为主，而酌兼其标。"中老年人高血压多为肾精亏损，阴不敛阳，虚阳上亢。故以杞菊地黄汤滋补肝肾之阴而潜镇上亢之阳；钩藤、夏枯草、黄芩可平肝熄风，清热降压；桑寄生、怀牛膝、杜仲补益肝肾，引血下行。如失眠多梦加枣仁、五味子；肢体麻木加豨莶草、鸡血藤；头晕加石决明、生牡蛎；耳鸣耳聋加珍珠母、灵磁石等。

（2）阴阳两虚型

因年老体衰，脏腑虚损，病久阴损及阳致虚阳上浮，或妇女年届更年期，冲任失调而致。症见眩晕耳鸣，腰酸膝软，肢冷畏寒，夜尿频数，口干自汗，便溏水肿，舌淡胖，脉沉细。

特点是可见头面烘热，腰膝以下发凉，舌淡胖等上热下寒的阴阳失调之象。

治则：温补肾阳，兼滋肾阴。

方用桂附地黄汤加川断 15g、杜仲 10g、桑寄生 20g、怀牛膝 10g、仙灵脾 10g 等。妇女更年期高血压常用二仙汤（仙茅、仙灵脾、巴戟天、知母、黄柏、当归）加二至丸（女贞子、旱莲草）等药。

祝氏指出，有的医生治疗阴阳两虚型高血压不敢用附子、肉桂等温热药，认为温热药可升高血压，不知有何根据。中医特点是"有是证即用是药"，高血压阴虚火旺者固然不宜用温热药，但如属阴阳两虚，虚阳上浮者则非附、桂不能取效。

3. 瘀血阻络

元气不足，运血无力，久则或瘀。亦可由精神紧张，肝郁气滞，血行不畅而成。

气虚血瘀证见头昏神倦，乏力，下肢如踩棉絮，四肢麻木不温或活动不利，颈项僵硬不适，舌淡黯，舌边瘀斑、瘀点，或舌下静脉怒张。实验室检查血黏度增高，常伴颈椎病、冠心病或腔隙性脑梗塞等。

治则：补气逐瘀，平肝通络。

方用补阳还五汤加丹参 30g、葛根 15g、豨莶草 15g、桑寄生 20g、鸡血藤 30g、钩藤 15g、牛膝 15g。若气滞血瘀可用血府逐瘀汤加以上药物治疗。

高血压日久出现肢体麻木、酸沉无力者，常有中风之虞。用补阳还五汤加减治疗不仅可益气逐瘀，降压通络，还能预防中风之发生，效果肯定。

4. 肝风夹痰

恣食肥甘，痰湿中阻，蕴而化热，引动肝风，症见形体肥胖，眩晕头重，口苦黏腻，呕恶痰涎，失眠多梦，胆小易惊，舌苔厚腻，脉象弦滑。

治则：化痰清热，平肝熄风。

方用十味温胆汤加钩藤 10g、夏枯草 10g、黄芩 10g、石决明 30g（先下）、珍珠母 30g（先下）。

（四）遣药特点

祝氏治疗高血压病，最喜在辨证的基础上加用夏枯草、黄芩、牛膝、桑寄生、钩藤、菊花几味中药。因为经现代药理研究证实，它们均有不同程度的降压作用。

如果根据传统中药治疗作用，参照现代药理研究，在不违背中医辨证原则下，可将祝氏常用降压中药归纳为如下几类。

清热泻火降压药：龙胆草、黄芩、黄连、黄柏、山栀、夏枯草、苦丁茶、槐花、白薇、木贼草、决明子。

平肝熄风降压药：钩藤、天麻、地龙、菊花、白蒺藜、全蝎。

重镇潜阳降压药：珍珠母、灵磁石、代赭石、生龙骨、紫石英、紫贝齿。

活血化瘀降压药：茺蔚子、红花、川芎、生山楂、葛根、豨莶草。

引血下行降压药：怀牛膝、桑寄生、益母草、当归、鸡血藤。

此外还有部分中药具有双向调节的适应原样作用，如生黄芪、人参、刺五加、灵芝、北五味子，既可使偏低的血压增高，又可使病态高血压降低。

《哮 喘 病》

在中医古籍中，哮与喘是两种不同的病证。如《医学正传》说："哮以声响名，喘以气息言。"即指出喉间痰鸣，声如拽锯者谓之哮，呼吸急促，不能以息者谓之喘。其实在临床上二者很难严格区分，因为喘甚则哮，哮必兼喘，故后世常哮喘并称。大抵哮证与西医支气管哮喘、喘息性气管炎相似，喘证则常见于肺气肿、心衰等疾病病程中。哮喘时发时止，缠绵不已，宿根难除。祝氏在辨证论治的基础上，抓住以下 3 个环节，提高了治疗效果。

（一）以发止辨析虚实　脾肾为本

《内经》云："诸气膹郁，皆属于肺；诸痿喘呕，皆属于上。"可知哮喘病机虽繁，证候虽多，但病位总不离乎肺脏。前人治喘分为虚实两型，一般新喘、体壮者属实证；久喘、体弱者属虚证。祝氏常根据本病的发作期与缓解期交替的特点进行虚实辨证，确立治法。

哮喘病在发作期不论病程新久，均宜按实证论治。因本病每由感寒而诱发，或引动内饮，或为郁火之体，内外合邪，痰气交阻，上逆气道而哮喘发作，治宜表里双解，内外兼治。外寒内饮者用小青龙汤或射干麻黄汤外散风寒、内蠲痰饮；外寒内热者（俗称寒包火）用麻杏石甘汤或定喘汤加减以宣泄肺热、化痰平喘。祝氏认为，麻黄为治疗肺实哮喘之良药，唯因其发越阳气，体虚之人服后易致心慌、躁烦，可伍用生石膏、白芍、五味子等药监制之，有时亦可用苏叶代之。痰多常加炙苏子、化橘红，胸闷加厚朴、陈皮。

哮喘病的缓解期多属虚证，初病在肺，次则延及脾肾。脾为生痰之源，肾为元气之根，培补脾肾固本以冀杜其夙根。如肺卫不固，腠理不密，屡易外感者常用升陷汤或生脉散加减实卫固表，气阴双补；脾不健运，痰湿内生，纳差便溏者常用香砂六君子汤、参苓白术散以健脾化痰，培土生金；肾失摄纳，呼多吸少，肢冷浮肿者常用真武汤或桂附地黄汤、七味都气丸等温肾纳气、补益下元。鉴于本病多属沉疴痼疾，故常加补骨脂、胡桃肉、女贞子、菟丝子、紫河车、大蛤蚧等纳气定喘之药配成蜜丸以缓图竞功。

（二）以治痰为平喘要法 调畅气机

祝氏认为，肺脏所伏之痰浊水饮是哮喘病屡发屡止的潜在病理因素，此即《金匮要略》所谓"留饮""伏饮"，后世称之为"窠囊之痰"。痰浊水饮久踞肺脏，每因感受寒邪、饮食劳倦或情志变动而诱发，搏击气道则出现痰涎涌盛、黏稠不爽、胸膈满闷、纳差便秘、苔腻脉滑等证。祝氏尝谓"治喘先治痰，治痰宜调气"，自拟五子定喘汤（苏子 10g，莱菔子 10g，白芥子 3g，杏仁 10g，葶苈子 10g）加味治疗痰喘。本方以豁痰下气的三子养亲汤为基础，加杏仁宣肺平喘，葶苈子泻肺行水，一宣一泻，气机通畅则哮喘自平，但宜在无表邪情况下应用，若属风寒闭肺则非所宜。兼咳嗽加前胡、白前、紫菀、款冬花；食少加菖蒲、佩兰叶；胸闷加厚朴、陈皮；便秘加全瓜蒌、薤白。如治王某，女，34岁，售货员。因发作性哮喘 4 年就诊，每于入秋始咳喘发作，夜不能卧。变态反应科检查对多种致敏原过敏，确诊为支气管哮喘，服平喘西药效果不明显。此次发作 3 月有余，痰多白黏，大便不畅，舌质黯，苔白厚腻，脉弦细。辨为痰浊阻肺，气机不畅，予五子定喘汤加前胡、白前、紫菀、款冬花、桔梗、桑白皮、荆芥、防风等治之。服药 7 剂，哮喘控制，再服 1 月，诸证悉平，乃守原方加麻黄、连翘、赤小豆、炙杷叶配成蜜丸巩固疗效，1 年后随访，哮喘未发。

哮喘因痰浊阻肺者固多，然因肺胃气逆或肝经郁火致病者亦不少。祝氏治喘时非常重视人身气机的调畅，除宣肺、肃肺之外，还常以降胃气、舒肝气为主治喘，如旋覆代赭汤在《伤寒论》中本治呕吐、呃逆等胃肠疾患，而祝氏独用其治肺胃气逆之喘证，藉旋覆花、代赭石有镇喘降气之功。又如他对因精神紧张或情志不遂诱发哮喘者，常用逍遥散加丹皮、黄芩、钩藤、地龙、杏仁、前胡、白前等平肝解痉、宣肺止咳，寓有调畅气机，气顺痰消的含义，体现审证求因的精神。

（三）以抗敏解痉为辨病用药　辅以活血

典型的季节性哮喘与过敏因素关系密切，患者由于接触花粉、尘螨、药物等过敏原后，引起支气管平滑肌痉挛和管腔狭窄，导致哮喘发作，故又称为过敏性哮喘，此类病人大多见于儿童或青少年，祝氏在治疗时主张要辨病用药，常选验方过敏煎（银柴胡 10g、炒防风 10g、乌梅 10g、五味子 10g、生甘草 6g）或者脱敏煎（香附 10g、五灵脂 10g、黑白丑各 3g）以抗敏解痉、平喘止咳，尤其是脱敏煎对闻油烟等刺激性气体过敏者有较好效果。随证加钩藤、薄荷、蝉衣、地龙等解痉药。药理实验证实上述方药均有一定抗变态反应的作用。如治李某，男性，16 岁，学生。自幼患哮喘，每年均发，白昼无恙，入夜则喉中痰鸣如水鸡声，痰黏不畅，口渴喜饮冷，舌红，脉细弦。辨证为肝肺风热，宣降失常，投以过敏煎合脱敏煎，加旋覆花、黛蛤散以清肺平肝、抗敏解痉，服药 5 剂，喘定痰减。守方再加丹参 15g，茜草 10g，10 剂后诸症告愈。将原方加当归、川芎、紫菀、款冬花、女贞子、首乌藤，制成蜜丸常服，以冀巩固疗效预防再发。

部分哮喘病人经西医确诊为肺气肿、肺心病、肺间质纤维化或心功能不全，病程日久可见唇甲青紫、面色晦黯、舌质黯红或有瘀斑，属气虚血瘀之候，盖因肺主气，助心脏以行血脉，肺病日久，气虚无力以畅血行则致血脉瘀阻，考虑宜从活血化瘀治疗，常随证加当归、川芎、丹参三药，用川芎走上、当归行下、丹参活一身之血，或用桃红四物汤为主活血祛瘀治标，辅以益气补肺治本，这种气分病从血分论治的方法，值得效法。

❀ 慢性肝炎与肝硬化 ❀

慢性病毒性肝炎尤其是乙型肝炎发病率高，危害性大，缠绵难愈，如调治不当容易发展为肝硬化。中医的肝脏在生理功能和病理变化方面的含义与西医并不完全等同。中医肝的生理功能主要有主疏泄、主藏血，在体合筋，其华在爪，开窍于目，与胆相表里。病变可出现肝气郁结、肝火上炎、肝阳上亢、肝肾阴虚、肝风内动等证候，与西医学中的肝炎、肝硬化、脂肪肝等病名相差甚殊。因此，祝氏治疗慢性肝炎与肝硬化时，强调辨证为主结合西医辨病分型，重视从整体调整肝、脾、肾功能，以求取效。

（一）肝脾同病，求诸中焦

仲景有云："见肝之病，知肝传脾，当先实脾。"祝氏认为慢性肝炎以肝脾同病的类型最为常见。肝病症状有口苦、黄疸、胁痛、尿黄等；脾病症状有纳差恶心、乏力头晕、腹胀便溏等。但慢性肝炎以脾胃病变为中心，究其原因有二：一是脾胃为后天之本，气血生化之源，主运化饮食精微和水湿。如果囿于肝炎病毒致病之说，着眼于清热解毒，治疗时长期、大量应用苦寒清利解毒药物，即可克害脾胃阳气，导致脾胃气虚，升降失常。二是慢性肝炎日久，邪毒留恋不解，导致肝气郁结，疏泄不畅，横逆侵犯脾胃使然。

脾虚失运则水湿内生，郁久化为湿热，或湿热邪气留恋不去，阻滞气机，均可形成脾虚肝郁，夹有湿热的虚中夹实的证候。因此，祝氏治疗慢性肝炎最常用逍遥散加味以疏肝健脾和营，清利湿热解毒，基本方组成如下：

当归 10g，白芍 10g，柴胡 10g，薄荷 10g，白术 10g，土茯苓 15g，炙甘草 6g，茵陈 15g，草河车 10g，板蓝根 15g。

方中用当归、白芍养血柔肝；柴胡、薄荷疏肝解郁；白术、炙甘草健脾益气；茵陈、土茯苓利湿清热；草河车、板蓝根清热解毒。如转氨酶升高加连翘 10g、五味子粉 3g（冲服）；肝区疼痛伴大便干燥可重用白芍 20～30g，或加川楝子、泽兰叶各 10g；腹胀、舌苔厚腻加厚朴、陈皮各 10g；纳差加菖蒲、佩兰各 10g；大便溏泄加苏、藿梗各 10g，白芷 10g，生薏苡仁 30g；乏力头晕加生黄芪 30g、升麻 10g；肝脾肿大加合欢皮、白蒺藜各 10g。

慢性肝病日久最易传脾，出现以脾胃病变为中心的证候，如乏力神疲，纳差恶心，腹胀便溏，低热头晕，舌淡胖，脉沉细等。祝氏常以补脾为主治疗，可使脾气充实，增强机体抗病能力。有属脾虚气滞，中焦失运，腹胀便溏者，常用香砂六君子汤加厚朴、柴胡、白芍等温运脾胃，行气化痰；有属脾胃气虚，清阳下陷，乏力头晕，低热纳差者，常用补中益气汤加枸杞子、菊花、丹参、五味子等补中益气，升阳举陷。

（二）邪毒留恋，清利解毒

慢性肝炎多由于急性期湿热毒邪侵害肝脾，余毒未清引起，属于正虚邪恋之证，正虚为本，邪毒为标。在其发生发展过程中，邪正二者处于相互消长的状态。临床上邪毒未清的症状颇多，诸如口苦、口臭、口黏，恶心厌油，大便黏滞不爽，小便发黄，身体倦怠，舌苔腻，有的还有轻度黄疸。因此，当邪毒留恋，湿热蕴蒸的标象突出时（相当于慢性肝炎活动期），祝氏主张清热利湿解毒为主治疗，常分两型：

1. 湿热蕴蒸（湿重于热）型：巩膜微黄，头身沉重，口黏呕恶，胸闷脘痞，便黏不爽，尿黄，舌苔白腻，脉细，多见于 HBsAg 阳性伴转氨酶升高者。治宜芳化清利为主，常用三仁汤合平胃散加茵陈、土茯苓、焦三仙等。

2. 热毒炽盛（热重于湿）型：巩膜黄染，厌油恶心，口苦口臭，心烦汗出，腹胀尿黄，大便干燥，舌苔黄腻，脉弦滑数。治宜清热解毒为主，常用自拟清肝降酶方（茵陈、连翘、板蓝根、蒲公英、土茯苓、虎杖、生甘草、大枣、五味子粉）加栀子、生大黄、草河车、贯众等。

清利解毒法是针对肝炎病毒的祛邪治疗，适用于急性肝炎或慢性肝炎的活动期，由清热解毒药和清利湿热药两部分组成。据有关报道，许多清利解毒药体外试验对乙型肝炎病毒有明显的抑制作用，部分药物还有保肝降酶作用，但因大多数为苦寒之药，易伤脾胃阳气，不宜作为常法久用，如兼有脾胃气虚或肝肾阴虚的病情，则应在补脾胃、养肝肾的基础上加用清利解毒药，标本兼顾，以免伤正。

84

（三）肝脾肿大，活血消癥

慢性肝炎或早期肝硬化患者常伴有肝脾肿大，属于中医癥积的范畴。还有的病人可见面部赤缕、朱砂掌、蜘蛛痣、牙龈出血、舌紫黯有瘀斑等血瘀征象。此种血瘀多因病久邪深，正气耗损，运血无力造成。祝氏治疗常视整体情况，在辨证选方的基础上加以下两组对药。

丹参配茜草：丹参苦微寒，归心、肝经，为凉血补血，活血祛瘀之要品。《本草正义》云其"专入血分，其功在于活血行血，内之达脏腑而化瘀滞，故积聚消而癥瘕破；外之利关节而通脉络，则腰膝健而痹著行。"茜草辛微寒，归肝经，凉血止血兼有活血祛瘀作用。二药相伍，凉血活血，破积消癥，用以治疗慢性肝炎、肝硬化等引起的肝脾肿大。用量：丹参30g，茜草15g。

白蒺藜配合欢皮：白蒺藜苦辛微温，入肺、肝经，辛散苦泄，疏肝解郁，行气破血，《神农本草经》云："主恶血，破癥结积聚。"合欢皮甘平，归心、肝经，能安神解郁，明目消肿，和血止痛。白蒺藜以散为主，合欢皮以补为要，二药相配，一散一补，补泻兼施，活血消癥，亦可治疗肝脾肿大或腹腔肿块。用量：白蒺藜10g，合欢皮10g。

祝氏认为，慢性肝病之肝脾肿大伴肝痛者，必须辨明在气在血，如果初期因肝失疏泄，气滞肝经，肝区胀痛或隐痛，腹胀嗳气等气滞为主，常用柴胡疏肝散加桔梗、杏仁、薤白、川楝子、泽兰叶疏肝解郁，理气止痛；如果病久入络，胁下癥块，两胁刺痛，面色晦黯赤缕，舌质紫黯等血瘀之象突出者，祝氏常用膈下逐瘀汤（当归、川芎、赤芍、桃仁、红花、香附、乌药、枳壳、延胡索、丹皮、五灵脂、甘草）加丹参、茜草、生牡蛎等活血消癥，行气止痛。

（四）鼓胀水肿，温补脾肾

肝硬化出现腹水、水肿时属于晚期病变，古人称为鼓胀或单腹胀。祝氏认为系因湿热久羁，侵害肝脾，气机不畅，瘀血阻络导致脾肾阳虚，气化不利，水液内停而成。病人既有湿热、气滞、瘀血、水停等邪实的一面，又有气血不足、肝肾阴虚或脾肾阳虚等正虚的一面，临床以脾肾阳虚较为多见，脾阳不能运化转输水

85

液，肾阳不能温煦蒸化津液，加之气血瘀滞，津液不布，则水湿壅盛，积于腹腔为腹水，泛溢四肢为水肿。症见腹大坚满，青筋显露，有振水声或蛙状腹，气短懒言，畏寒肢冷，身体消瘦，下肢水肿，尿少不畅，口干不思饮，舌黯淡，脉沉细等，治以温补脾肾、利水消肿、活血通络，常用防己黄芪汤合五苓散加减：

生黄芪 30～50g，防己 10～15g，白术 15g，桂枝 10g，茯苓 15～30g，猪苓 10g，泽泻 10g，车前草 30g，旱莲草 15g，丹参 30g，赤芍 15g，益母草 30g。

防己黄芪汤本为《金匮要略》治疗风湿表虚证之方，《外台秘要》用治风水，祝氏取其益气行水之功，合五苓散通阳化气之力，则阳气充实，气化水行；车前草配旱莲草又名二草丹，滋肾利水，可监制桂枝刚燥伤阴之弊；《金匮要略》云："血不利则为水。"故加丹参、赤芍、益母草化瘀消癥，以散血结。如伴黄疸加茵陈、栀子；腹胀加大腹皮、陈皮；畏寒加制附子、干姜；喘满加桑白皮、葶苈子。

少数肝硬化腹水出现湿热壅盛，腹胀如鼓，尿黄便结，形体俱实证时，也可选用己椒苈黄丸（防己、椒目、葶苈子、大黄）如茵陈、猪茯苓、泽泻、车前子等攻逐水饮，利水通便，使水液从二便分消。俟便通尿畅，腹水势衰后，仍当以培补脾肾，活血软坚为治，以免攻伐太过，徒伤正气。

《 慢性肾炎与肾病 》

慢性肾小球肾炎和肾病综合征以水肿、腰痛、高血压、蛋白尿或血尿为主要临床表现，难于根治，晚期可导致尿毒症。西医多采用激素类或免疫抑制剂治疗，但存在一定的不良反应和毒副作用。

本病相当于中医学中水肿、腰痛、尿血、虚劳等病证范畴。祝氏认为主要病机是脾肾亏损，在肾气不固、脾失运化的基础上，精气外漏，水湿内停，兼夹风邪外袭、瘀血阻滞、浊毒上逆等病变。治疗上以培补脾肾为主，辅以散风清热、利水消肿、活血化瘀、排毒降逆诸法。

由于体质因素和病情轻重的影响，有些患者临床上"证"不明显，但尿常规检查仍可见尿蛋白或镜下血尿，祝氏主张辨病结合辨证整体治疗，必须参照西医检查指标。

（一）水肿为主

慢性肾炎和肾病水肿的产生，关系到肺、脾、肾三脏，尤以脾肾为中心。《景岳全书》云："凡水肿等证，乃肺脾肾三脏相干之病。盖水为至阴，故其本在肾；水化于气，故其标在肺；水惟畏土，故其制在脾。"临床可见3种类型。

1. 脾阳不运，水湿内停

症见全身高度水肿，按之凹陷，可有胸水、腹水，尿少乏力，纳差便溏，口淡不渴，舌淡红，苔白，脉沉细。

治以益气健脾，通阳利水。方用防己黄芪汤合五苓散加减：

防己 10g，生黄芪 30g，白术 15g，桂枝 10g，茯苓 15～30g，萆薢 15g，石韦 15g，车前草 30g，旱莲草 15g，桔梗 10g，生姜 3 片。

腹胀加厚朴 10g、陈皮 10g；畏寒加干姜 10g、炮附子 5g；心悸加党参、麦冬、五味子各 10g。

曾治骆某，女，16 岁。1992 年 7 月 4 日初诊。双下肢水肿 3 个月，伴蛋白尿、血尿、乏力头晕，腰痛尿少。当地医院诊为慢性肾炎治疗不效。祝氏按脾肾两虚，水湿内停予上方加益母草、白茅根、川断、枸杞子、菟丝子、山萸肉等治疗，服药 1 月，水肿消失，余证均减，尿蛋白由 300mg/dl 减为 100mg/dl，乃守方配丸药巩固治疗。

2. 肾阳虚衰，气不化水

症见腰以下水肿明显，畏寒肢冷，腰痛腰酸，神疲心悸，舌胖淡齿痕，脉细弱。

治以温阳补肾，利水消肿。方用桂附地黄汤或真武汤加减：

桂枝 10g，炮附子 10g，熟地 15g，山药 10g，山萸肉 10g，丹皮 10g，茯苓 30g，泽泻 15g，生黄芪 30g，白术 15g，车前草 30g，旱莲草 15g。

3. 风邪外袭，肺气闭塞

症见外感诱发或加重水肿，以头面为主，尿少不

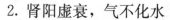

畅，口干咽痛，汗出恶风，舌红苔薄白，脉浮数。

治以疏风清热，宣肺利水。方用麻黄连轺赤小豆汤加减：

麻黄 3~5g，连翘 10g，桑白皮 15g，赤小豆 15g，杏仁 10g，桔梗 10g，白茅根 30g，蝉衣 10g，生姜 3 片，大枣 5 枚。

如发热咽痛加银花 15g、鱼腥草 30g；恶风明显加荆芥 10g、防风 10g；口干思饮加生石膏 30g（先下）。有些患者在水肿、蛋白尿存在情况下极易外感发热和咽喉肿痛，祝氏则用六味地黄汤加桔梗、生甘草、银花、连翘、紫花地丁等利咽清热解毒药标本兼顾，防其加重病情。

曾治张某，女，30 岁。患慢性肾炎 5 年，水肿伴蛋白尿（＋＋＋~＋＋＋＋），每因外感咽痛而加重。祝氏为疏知柏地黄汤加银花、连翘、板蓝根、升麻、桔梗、紫花地丁等为方，嘱其通信治疗。数月后水肿消退，尿蛋白波动在±~＋，未再外感咽痛，病情控制。

89

（二）蛋白尿为主

蛋白尿为人体之精微物质外泄而成。肾为封藏之本，精之处也；脾为运化之枢，仓廪之官。肾气不足，固摄无权，或脾气受损，湿浊下注，清浊不分，精气从尿中渗漏则为蛋白尿。此外，祝氏认为久病肾虚，运血无力或应用激素类及免疫抑制剂长期治疗者，肾脏血管瘀滞不通，肾血流量降低，亦可造成蛋白尿持久难消。

1. 肾阴不足，精微不固

症见蛋白尿，腰酸腰痛，乏力头晕，口干咽燥，手足心热，舌红少苔，脉沉细。

治以滋阴清热，补肾固精。方用六味地黄汤重用生、熟地各 15g，再加生黄芪 30～50g、益母草 30g、白茅根 30g、川断 15g、枸杞子 10g。白花蛇舌草 30g。

六味地黄汤为滋阴补肾之主方。加生黄芪甘温，益气固表，利水消肿，祝氏视其为消除蛋白尿之要药，本药古称可"紧腠理"，肾炎发生时肾小球基底膜损害后，通透性增强，蛋白渗出亦属腠理不固之理，故大量应用生黄芪可以取效。益母草与白茅根相伍，辛甘微寒，活血利水，凉血清热，药性平和，调整免疫，是祝氏治疗肾炎蛋白尿和水肿的常用对药。

患者冯某，女，55 岁，某大学教师。因腰痛伴蛋白尿 2 年于 1992 年 9 月 25 日就诊。内科确诊为慢性肾炎，经查，尿蛋白 60mg/dl，血压 140/105mmHg，刻下腰酸尿少，头晕肢麻，足心怕冷，舌红黯，脉细弦。祝氏辨证为肝肾阴虚，肝阳上亢，拟杞菊地黄汤加生黄芪、益母草、白茅根、鸡血藤各 30g，川断、桑寄生、狗脊各 15g。服药 1 个月，诸症均愈，尿常规正常，血压 130/80mmHg。守方加豨莶草 20g 再服 1 个月，未再反复。

2. 肾阴不足，瘀血阻络

症见狼疮肾、紫癜肾或长期应用激素、免疫抑制剂治疗后，尿蛋白不消，面色黧黑或面有紫纹，腰痛如折，关节疼痛，手足不温，手足心热，妇女闭经或月经量少，舌淡黯，脉细涩。

治以滋阴补肾，活血化瘀。方用六味地黄汤加当归10g、川芎 10g、赤芍 15g、益母草 30g、鸡血藤 30g、木香 10g、丹皮 10g、桃仁 10g。如瘀血症状明显，伴乏力肢麻，舌有瘀斑，舌下络脉怒张者，则用补阳还五汤加益母草、鸡血藤、桂枝、丹皮等，热毒重加银花、连翘、紫花地丁等清热解毒之品。

（三）血尿为主

某些慢性肾炎浮肿和蛋白尿不明显，而以无痛性肉眼或镜下血尿为临床表现，最常见于 IgA 肾病。祝氏认为其病机主要因肾虚血燥、迫血妄行或脾肾气虚、血失固摄所致。

1. 肾虚血燥，迫血妄行

症见血尿伴腰酸膝软，头晕耳鸣，手足心热，舌红少苔，脉沉细。

治以育阴清热，凉血止血。方用六味地黄汤加生侧柏 10g、生荷叶 10g、生地榆 30g、血余炭 10g、白茅根30g、荆芥炭 10g、麻黄 3g。

方中用六味地黄汤中配伍荆芥、麻黄少量辛温药，是恐寒凉太过，遏闭内热，反不易止血，故取其"火郁发之"之意。如症见尿色红赤量少，下肢水肿，烦热失眠，口干思饮，舌红无苔，脉沉细。此为阴虚水停，血热妄行，治用猪苓汤加白茅根 30g、旱莲草 15g、大小蓟各 10g、三七粉 3g（冲）等，以育阴利水，凉血止血。

2. 脾肾气虚，血失固摄

91

症见血尿伴乏力神疲，头昏气短，纳差便溏，腰膝无力，舌胖淡齿痕，脉细弱。

治以补脾益肾，固摄止血。方用补中益气汤加四生丸：生地、生艾叶、生荷叶、生柏叶、川断、枸杞子、补骨脂、血余炭等。

（四）尿毒症

大多数是由于慢性肾病反复持续发展而致的肾病终末阶段。以血肌酐和尿素氮增高，累及全身水盐代谢紊乱及各脏器病变为临床表现。近年来许多中医报道用大黄为主口服或灌肠治疗，通下泄浊，使毒素从肠道排泄，但对于久病体虚者，长期应用易虚其更虚。

祝氏认为尿毒症主要因久病脾肾、气血均虚，气血运化失司，病邪久滞，湿热毒邪不能外泄，阻遏三焦，升降失常而成。治疗应根据不同阶段、不同主症而异。

1. 浊毒上逆

症见恶心呕吐，口中尿臭，纳差腹胀，尿少浮肿，乏力气短，舌淡胖，苔白厚腻，脉滑。

治以健脾和胃，降逆泄浊。方用香砂六君子汤加菖蒲、佩兰、竹茹、旋覆花、代赭石等。大便干燥加生大黄 10～15g。

2. 肝肾阴虚

症见头晕头痛，目昏耳鸣，面色黧黑，腰膝酸软，口干心烦，舌红黯，脉细弦。

治以补益肝肾，清热平肝。方用杞菊地黄汤加牛膝、益母草、丹参、仙灵脾、钩藤、夏枯草、黄芩等。

3. 气血两亏

症见贫血，血红蛋白低，面色苍白，头晕欲倒，乏力气短，心悸失眠，舌淡嫩，脉沉细。

治以益气养血，补肾生精。方用圣愈汤或八珍汤加桑椹子、枸杞子、制首乌、女贞子、阿胶、仙鹤草、紫河车、鹿角胶等。大便溏薄加生苡仁、白术；腹胀纳差加陈皮、砂仁，俾补而不滞。

尿毒症为疑难病症，目前尚无根治方法。应用中医辨证论治可缓解病情，控制发展，有一定效果，但如发展致急性心衰或血肌酐、尿素氮极高时，仍需行西医腹透、血透疗法，挽救患者生命。

《慢性腹泻》

慢性腹泻中医称之为泄泻，病程长而缠绵难愈，以排便次数增多，大便稀溏或如水样，或有黏液，肠鸣腹痛但无里急后重为特征。可见于慢性肠炎、慢性胰腺炎、胆囊切除术后消化不良、肠功能紊乱、结肠激惹综合征等西医疾病。

祝氏认为，慢性腹泻的病位主要在脾胃和大小肠，病因是湿邪过盛，而有兼寒兼热之不同。在病机方面，除脾胃虚弱，湿注大肠外，与肝气郁结和肾阳不足亦有密切关系。关于治则，祝氏最推崇明代李中梓《医宗必读》所提出的治泻九法，即淡渗、升提、清凉、疏利、甘缓、酸收、燥脾、温肾、固涩。非常细致入微且有实用价值，但临床应用时应根据病情相互结合。综观祝氏

93

治泄用方，经常是淡渗与清凉、疏利与甘缓、升提与燥脾、温肾与固涩等数法合用，关键是燥脾、温肾和疏利三法，简介如下。

（一）脾虚湿盛，重在健脾燥湿

饮食不节，脾胃受伤或平素脾胃虚弱，运化功能失常，导致湿邪内生，水谷停滞则为腹泄。症见大便溏泄，时轻时重，倦怠乏力，脘腹胀闷，面色萎黄，肠鸣，稍进油腻则便次增加，舌淡苔白腻，脉细弱。治宜健脾燥湿，和中止泻。偏于脾胃虚弱，运化无权者常用参苓白术散加减：

党参10g，苍、白术各10g，茯苓15g，炙甘草6g，山药10g，芡实米10g，建莲肉10g，诃子肉10g，肉豆蔻10g，炒神曲15g。

偏于湿邪过盛，下注大肠者常用平胃散合藿香正气散加减：苍、白术各10g，厚朴10g，苏、藿梗各10g，白芷10g，生苡仁30g、陈皮10g，木香10g，神曲15克，炙甘草6g。若兼寒加干姜10g、肉桂3g；兼热加黄芩10g、黄连5g；久泻不止，便溏如水加生龙骨、生牡蛎各30g。

（二）木郁克土，亟宜疏肝补脾

脾胃运化功能有赖于肝气正常疏泄。凡忧思郁怒，肝郁不舒，横逆乘脾，脾失健运则症见泄泻腹痛，每因情绪波动诱发或加重，伴有胸胁闷胀，时时太息，急躁易怒，腹痛则泄，舌质红，脉弦。此型最多见于肠功能紊乱或结肠激惹综合征者。治宜疏肝补脾，调畅气机，方用痛泻要方加味：

苍、白术各 10g，防风 10g，陈皮 10g，白芍 10g，木香 10g，黄连 6g，苏、藿梗各 10g，白芷 10g，生苡仁 30g，炙甘草 6g。

有时表现为大便次数多而不爽，大便成形而腹中绞痛，或腹胀矢气多，或大便先硬后溏等，亦属肝脾不和表现，祝氏治疗常选当归芍药散加味：

当归 10g，川芎 10g，白芍 10～20g，茯苓 15g，白术 10g，泽泻 10g，枳壳 10g，诃子肉 10g，肉豆蔻 10g，炙甘草 6g。以调和肝脾，缓急止泻。

（三）火不暖土，温补脾肾为要

泄泻日久，累及肾阳，命门火衰不能温暖脾土，水谷不能腐熟，可致大便完谷不化或五更作泄，便意急迫，腹痛肠鸣，畏寒肢冷，口淡不渴，腰膝酸沉，舌淡胖，苔白，脉沉细。治宜温肾健脾，固涩止泻，方用肾着汤合四神丸加减：

苍、白术各 10g，茯苓 10g，干姜 10g，炙甘草 6g，补骨脂 10g，肉豆蔻 10g，吴茱萸 3g，五味子 10g，苏、藿梗各 10g，白芷 10g，生苡仁 30g，炒神曲 15g。

（四）寒热凝结，辛开苦降止泻

脾胃升降失常，寒热互结于中焦，清浊不分，症见脘腹痞闷，嗳腐吞酸，大便溏泄，肠鸣，口干苦喜冷，但进冷食则腹痛腹泻，小便黄，舌红苔厚腻，脉弦滑。

可见于慢性胃炎、慢性胰腺炎、肝胆病等引起的腹泻。治宜平调寒热，辛开苦降。方用半夏泻心汤加味：

清半夏 10g，干姜 6g，黄芩 10g，黄连 6g，党参 10g，炙甘草 6g，大枣 5 枚，苏、藿梗各 10g，白芷 10g，生苡仁 30g。

如脘腹胀痛加桔梗 10g、枳壳 10g；胆囊炎或结石加茵陈 10g、金钱草 30g；大便水样加炒山药 10g、芡实米 10g。

（五）顽固腹泻，肝脾肾同治

祝氏称病程经年，反复发作，久治不愈之腹泻为顽固腹泻，其病机与肝脾肾三脏功能失调有关。由于多脏同病，虚实相兼，寒热错杂，故综合肾着汤、四神丸、参苓白术散、藿香正气散、痛泻要方五方化裁为治疗顽固腹泻基本方：

苍、白术各 10g，干姜 10g，茯苓 10g，炙甘草 6g，防风 10g，陈皮 10g，白芍 10g，补骨脂 10g，肉豆蔻 10g，吴茱萸 3g，五味子 10g，苏、藿梗各 10g，白芷 10g，生苡仁 30g，炒山药 10g，芡实米 10g。

是方为脾肾阳虚，肝气乘脾，寒湿内阻，下注大肠的病机而设。脾肾阳虚，寒从中生，温运失权则用苍白术、干姜、补骨脂、肉豆蔻、吴茱萸、五味子温阳散寒，补火暖土；湿阻气机，中焦不运，脘腹胀闷则用苏梗、藿梗、白芷、生苡仁、茯苓、苍术、白术、陈皮燥湿健脾，理气除满；脾胃气虚，肝木横侮，肠鸣腹痛则用白芍、吴茱萸、防风、炙甘草疏肝理气，缓急止痛。

曾治香港患者陈某，慢性腹泻多年，某医院检查诊为慢性结肠炎，久治不愈，大便每日数次，稍进油腻冷饮则肠鸣腹痛，完谷不化，腹部喜暖怕冷，舌苔白腻，脉沉细，祝氏为疏上方。服药7剂，大便成形，再服7剂，诸症均消，患者连称奇效。

习惯性便秘

便秘是指大便干燥难解，排便时间延长，或虽有便意，但排便困难而言。经年累月不愈，必须依赖服用泻药保持大便通畅者称为习惯性便秘。由于肠燥便结，临厕努挣，常可导致肛裂痔疮。若毒素不能及时排出，刺激结肠，可诱发肠癌，或原有高血压重症，努挣排便易发生脑出血之危象。

《内经》云："大肠者，传导之官，变化出焉。"《伤寒论》称习惯性便秘为脾约证，《金匮要略》曾把大便难列为产后三病之一。由于大便的正常排泄有赖于气机的通降和津液的濡润，而"脾为胃行其津液"，"胃宜降则和"，"肝藏血主疏泄，""肾主五液且司二便"，所以便秘的病因病机虽主要责之大肠传导失职，但可涉及脾胃、肝、肾等脏腑病变。

前人对便秘有风秘、热秘、虚秘、气秘、湿秘等繁杂的分类，究其致病因颇多：有胃肠燥热，津液耗伤者；有津血亏虚，肠枯失润者；有情志不畅，气机郁滞者；有阳气虚馁，推动无力者；有寒积冷结，宿食不化者。祝氏认为，总的病机可归纳为气机郁滞与津枯失

97

润，治疗分为虚秘与实秘两大类，大抵虚者多而实者少，虚实兼见亦复不少。选药不能动辄硝黄、番泻叶等苦寒攻下，而应辨证求因，尤其重视气机通降对大肠传导的作用，主张调畅气机为主，养血润肠为辅，参与清热通下，化湿导滞等治法。

（一）气机郁滞

病机：情志抑郁，久坐少动则气机郁滞；气郁化火，津血被灼则大肠失润，传导失职，糟粕不行而秘结难解。

主症：便秘兼见大腹胀满，甚或胀痛，两胁不舒，胸闷太息，嗳气呃逆频作，矢气不爽，纳差，苔白脉弦。又分以下 3 型：

1. 气滞为主

症见腹胀明显，嗳气或呃逆频作，矢气不爽，胸胁胀满，舌淡黯，脉沉弦。常见于胃肠运动功能失调、胃轻瘫等病。

治宜疏肝理气，导滞通便。方用柴胡疏肝散合调气对药方加味：

柴胡 10g，枳壳 10g，白芍 30g，川芎 10g，香附 10g，陈皮 10g，桔梗 10g，杏仁 10g，薤白 10g，火麻仁 10g，郁李仁 10g，炙甘草 6g。

2. 郁热为主

症见便秘兼见口干咽燥，心烦易怒，胸闷太息，手足心热，失眠多梦，月经失调，舌红苔白，脉细弦。

治宜养血柔肝，清热润肠。方用逍遥散加味：

柴胡 10g，薄荷 10g，当归 15g，白芍 30g，茯苓
15g，白术 10g，制首乌 15g，女贞子 15g，枣仁 10g，
柏子仁 10g，肉苁蓉 20g，黑芝麻 15g，炙甘草 6g。

3. 血郁为主

症见腹痛绵绵或牵拉痛、痉挛痛，排便困难或努挣
方下，肛门重坠，或水肿，小便不利，舌淡黯，脉弦。
常见于腹部手术后肠粘连或不完全性肠梗阻。

治宜疏肝理脾，养血通便。方用当归芍药散加味：

当归 15g，白芍 30g，川芎 10g，茯苓 15g，白术
10g，泽泻 10g，火麻仁 10g，郁李仁 10g，制首乌 15g，
女贞子 15g，晚蚕砂 15g，炒皂角子 10g。

以上柴胡疏肝散、逍遥散、当归芍药散均是中医治
疗肝病的常用方剂，此处治疗郁秘或气秘，乃因肝气郁
结，气机不畅，三焦失司，津液不布，大肠液亏的病机
使然。再配合桔梗、枳壳、杏仁、薤白组成的调气对药
方，则肝郁得解，气机调达，津液四布，便秘获效，与
仲景应用小柴胡汤后"上焦得通，津液得下，胃气因
和"的作用机理是一致的。祝氏还根据肝藏血，血主濡
之的原理，治疗中每每重用当归、白芍、制首乌、女贞
子养血柔肝，润肠通便，久服无苦寒伤阴之弊。

曾治牛某，女，47 岁。患习惯性便秘 20 年，由于
大便干结致痔疮经常出血。就诊时大便秘结，腹胀伴两
胁胀闷，时时太息，烦躁汗出，口干，腰酸膝软，下肢
水肿，舌淡黯，脉弦。辨证属肝郁气滞，肝肾阴虚，血
不润肠。疏以逍遥散重用当归 15g、白芍 30g，再加制
首乌、女贞子、火麻仁、郁李仁、肉苁蓉、黑芝麻质润

99

滑肠，滋阴补肾之品，服药 3 剂，大便通畅，腹胀胸闷悉减，再服 10 余剂，大便每日一解，痔疮一直未发，唯仍燥热汗出。守方加生地榆、槐角配制蜜丸常服，随访 1 年，未再反复。

（二）血虚津亏

病机：年老肾虚、妇女产后气血不足或平素津血亏损（如干燥综合征），大肠失润，传导失司而成便秘。

主症：便秘兼见面白唇淡，头晕乏力，心慌失眠，舌淡嫩，脉沉细。

治宜养血生津，润肠通便。方用四物汤重用当归15g、白芍 30g、再加制首乌 15g、女贞子 15g、火麻仁10g、郁李仁 10g、肉苁蓉 20g、黑芝麻 15g。如腹胀加调气对药方，排便无力加生黄芪 30g、党参 10g。

曾治包某，女，26 岁。产后 4 个月，一直大便干燥如球，4～5 天一解，伴食后脘腹胀闷，纳差厌油，矢气不爽。自服麻仁丸、通便灵等，服则排便，停服则便秘。舌红，脉弦滑。辨证为津血不足，肠枯失润，气机郁滞。用上方加调气对药方治疗，服数剂大便通畅，再服 14 剂告愈。

（三）阳虚寒结

病机：肾阳式微，温煦无权，推动无力而致便结。

主症：大便干燥，排便无力，数日一行，兼见四肢不温，畏寒肢冷，腰膝无力，舌胖润，脉沉细。

治宜温润壮阳，散寒通便。方用黄芪建中汤加减：

生黄芪 30g, 桂枝 10g, 白芍 20g, 炙甘草 6g, 当归 10g, 肉苁蓉 20g, 黑芝麻 15g, 火麻仁 10g, 郁李仁 10g, 薤白 10g, 枳壳 10g。

❀ 外感内伤发热 ❀

发热是临床常见病证,中医的发热在概念上不完全指体温增高,有时病人自觉烦热、躁热,而体温正常者,也常称为"骨蒸劳热"或"五心烦热"等。当然多数情况下是伴有体温增高的。

(一) 发热的辨证

发热首先要辨识外感和内伤。外感发热乃感受六淫之邪引起,属于伤寒或温病的范畴,治疗应当以祛邪为主。祝氏认为,外因是发病的重要条件,但是否出现发热则取决于内因,即人体正气的强弱。发热是正气抗邪,正邪相争的反应,所以正气充沛、抗邪力强之人,素蕴内热之质,易感外邪,从阳化热,形成内有蓄热、外有表邪的病机。治疗时既要清解内热,又需外散表邪。如气血不足或阴虚血燥之体,常见于癌症病人手术后或放疗、化疗期间,或贫血、免疫功能低下,或妇女经期产后等,感受外邪导致发热者则属于虚人外感,治疗时必须顾护正气,在益气养血滋阴的基础上兼以解表,以免犯虚虚之戒,这就是重视内因、因人治宜的观点。

施今墨先生治疗外感热病时,常根据内有蓄热、外

101

有表邪的病机，重视审清表里证候之比重，处方用药亦随之而定，创造出七解三清（即解表药与清里药味数量比例为 7∶3，余此类推）、六解四清、半解半清、四解六清等治法，如桂枝汤合栀子豉汤属七解三清、麻杏石甘汤属半解半清、银翘散属四解六清等等，颇切实际，可资取法。

内伤发热是因气血虚损或阴阳失调引起，其热度以长期低热居多，高热较少。《素问·调经论》云："阴虚则内热，阳盛则外热"。即指阴阳失调所导致的内伤发热而言。可见于西医学中慢性肝炎、结核病、结缔组织病、肿瘤发热或功能性低热等疾病。祝氏指出，治疗内伤发热不能遇热退热，动辄应用大量苦寒清热解毒或甘寒滋阴凉血之药，因为一者可郁闭阳气，化燥伤阴，二者如用药日久可滋腻碍胃，而使生化乏源。

102

（二）外感发热

伤寒用六经辨证，温病用卫气营血辨证或三焦辨证的方法，均各有专论。初起虽有风寒与风热的不同，而内有蓄热的条件则一。

1. 风寒外感

风寒外感发热以表邪为重，其特点如后背恶风寒或寒热往来，四肢关节肌肉酸楚疼痛等，体温在 38℃～39℃之间，伴口苦咽干，纳差食少，舌淡红，苔白，脉弦细等表里不和、营卫失调之表现。治疗不宜辛温过汗，常用柴胡桂枝汤合自拟验方三根汤（芦根、白茅根各 30g，葛根 15g）清透少阳，调和营卫。若恶寒重而无汗，加荆芥、防风各 10g；关节肌肉疼痛加羌、独活各 10g。

柴胡桂枝汤为仲景治疗伤寒病太少并病的名方，柯韵伯云："仲景书中最重柴、桂二方，以桂枝汤解太阳肌表，又可以调诸经之肌表；小柴胡解少阳半表，亦可以和三阳之半表。故于六经病外，独有桂枝证、柴胡证之称，见二方之任重不拘于经也。"现代人体质薄弱，腠理疏松，抗邪无力，感受风寒容易迁延不愈，故首选柴胡桂枝汤驱邪扶正，和解退热。三根汤是祝氏应用多年的退热验方，三药均为甘寒之品：芦根清气分之热而利尿；白茅根凉血分之热而透疹；葛根解肌表之热而升津。与柴胡桂枝汤合用则解肌退热之效更强，尤其是对兼体虚受风寒后各种不明原因的发热，颇为适宜。

2. 风热外感

内有蓄热之体，复感风热外邪，两阳相劫，津液受伤，其特点是发热温度较高，伴头胀头痛，口鼻干燥，咽痒咽痛，咳嗽少痰，甚至扁桃体化脓肿痛等，舌边红，脉右寸浮数。治以内清蓄热，外散风邪，宣肺止咳。用桑菊饮合银翘散加减：

桑叶 10g，菊花 10g，钩藤 10g（后下），薄荷 10g（后下），银花 10～15g，连翘 10g，板蓝根 15g，桔梗 10g，山豆根 10g，芦、茅根各 30g，生甘草 6g。咽喉肿痛加升麻 10g、蒲公英 20g；口鼻干燥加天花粉 20g、沙参 10g；大便干加全瓜蒌 30g、大黄 5g。

不论风寒或风热外感，祝氏治疗时非常重视清解里热，因为冬季气候干燥多风，居室多生炉火或暖气，温

103

度高而湿度低，加之人们喜食辛辣或温补动火的食品、药物，内热蓄于肠胃，外出时不慎受寒则形成内热外寒之证。祝氏认为，外邪入侵人体之后，治疗必须给邪气予出路，万不可闭门留寇，除辛温、辛凉解表之外，亦可从二便引邪外出，习用芦根、茅根、竹叶、滑石等利尿或全瓜蒌、大黄、芒硝等通便，所以分清表里，决定用药，非常重要。

3. 体虚外感

《内经》云："邪之所凑，其气必虚。"如恶性肿瘤术后病人或放疗、化疗期间，结缔组织病应用免疫抑制剂或激素治疗后，以及年老体虚、妇女经期产后等情况下，机体抗病能力减弱，易感外邪引起发热。

体虚外感发热以气虚和气血两虚证为多见，治疗以补虚扶正为主，兼予祛邪解表。气虚证见发热汗出，恶风，乏力气短，纳差，咳嗽，痰白不多，舌胖齿痕，脉虚无力等，祝氏用升陷汤或补中益气汤加防风、苏叶、薄荷、芦根、茅根等轻清解表之品。气血两虚证见发热伴面色苍白，唇甲无华，头晕乏力，口干心烦，手足心热，舌淡，脉细数，祝氏治用圣愈汤加沙参、麦冬、五味子、白薇、芦根、茅根、钩藤、薄荷、竹叶等。

（三）内伤发热

西医所说的慢性肝炎、结核、风湿热、癌肿及原因不明的发热，凡不属于外感引起者均为内伤发热。由于阴阳气血偏虚而致，故常称为"虚热"或"虚火"。但也有因气郁、血瘀、湿阻、食积等实邪引起的实热证，常分 4 型辨治。

1. 阴虚内热

素体阴虚或温热病后期伤阴,过服温热药物,阴虚不能制火,阳热相对偏盛。症见午后潮热,手足心热,口干,心烦,失眠多梦,小便黄,舌红无苔干燥,脉细数。

治宜滋阴清热,方用青蒿鳖甲汤(青蒿、鳖甲、知母、丹皮、生地)加白薇 10g、地骨皮 15g、秦艽 10g、白茅根 30g 等。若失眠多梦加枣仁 10g、五味子 10g、丹参 15g、黄连 5g;盗汗加生牡蛎 30g、五味子 10g。

2. 气虚下陷

劳逸不均,饮食失调,内伤脾胃,中气下陷,阴火上乘则症见发热,常因劳累后诱发或加重,易外感,肌肤灼热而手足不温,口干,乏力自汗,纳差便溏,舌胖淡,苔白,脉虚大无力。

治宜补中益气,甘温除热。方用补中益气汤加黄柏 10g、地骨皮 10g、生地 10g、白茅根 30g。若伴头晕耳鸣、失眠多梦等血虚证,可加熟地、白芍、枣仁、五味子等养血安神。

3. 肝经郁热

情志不畅,肝气失于条达,郁而化火或郁怒伤肝,肝火内盛而发热,称为"气有余便是火"。症见发热,口干咽燥,胸闷太息,心烦易怒,月经不调,舌红苔薄黄,脉细弦。

治宜疏肝解郁,养血清热。方用逍遥散加丹皮 10g、黄芩 10g、生地 10g、白茅根 30g、秦艽 10g、地骨皮 10g。若平素肝郁,外感风邪,导致表里不和,症见寒热往来,热重寒轻,口苦,头晕目眩,舌苔白,脉弦者。可用小柴胡汤去党参,加沙参、银花、连翘、板蓝根、芦根、茅根等和解表里,疏肝清热。

4.瘀血内阻

瘀血内阻之发热临床必有瘀证可查,如面色瘀黯,唇甲青紫,皮下紫癜或结节红斑,舌质紫有瘀斑,舌下络脉瘀张,脉细涩等,妇女常伴月经后错或经量少黑,甚至闭经。治疗宜选血府逐瘀汤为主,加丹皮、丹参、黄芩、黄连凉血清热,活血化瘀。如皮下紫癜加白茅根、生地榆、大蓟、小蓟、槐花;结节红斑加穿山甲、皂角刺。祝氏临床体会,瘀血发热多见于西医的结缔组织病如系统性红斑狼疮、皮肌炎、多发性硬化等疾病引起的发热。

总之,内伤发热病情复杂,病程较长,治疗棘手,临床必须详加辨证,数法并用,方可取效。

《 血 证 》

中医血证的概念广义上系指血虚、血瘀和出血而言,狭义上则仅指血不循经、溢出脉外的出血证,包括外观可见到的出血和内在脏腑的出血,如目衄、鼻衄、齿衄、肌衄、咳血、呕血、便血、尿血、崩漏和跌打损伤出血等,有些属于急症范畴,宜速救治。祝氏对血证的诊治进行了认真探索,颇有独见,立方遣药亦自成一格,兹扼要介绍如下。

（一）欲补血求之于气　治再障本之于肾

中医学血虚之概念与西医学病名之贫血并不等同。中医之血虚系指全身血量不足以营养和滋润脏腑组织，出现面色苍白，唇甲无华，头晕眼花，毛发干枯，心慌失眠，乏力肢麻，舌淡脉细等证候而言，并不是完全按照血红蛋白之多少来确定。从临床上看，中医血虚证可以包括贫血性疾病如缺铁性贫血、再生障碍性贫血、粒细胞或血小板减少症等，还可能包括神经衰弱、慢性肝病、心脏病、恶性肿瘤等非血液系统疾病。

治疗血虚证，祝氏认为不能单纯补血，应辨证求因，脏腑定位。气旺则能生血，肾精亦能转化为血，治疗常以益气养血和补肾填精为主，祝氏拟定下列两方。

益气养血方：党参 10g，生黄芪 30g，当归 10g，生、熟地各 10g，川芎 10g，白芍 10g，制首乌 10g，女贞子 10g，阿胶 10g（烊化），仙鹤草 30g，白术 10g，生薏苡仁 30g，大枣 10 枚。每日 1 剂，水煎服。

107

本方为圣愈汤加味而成。方中以四物汤补血滋阴，加参、芪则气血两补，俾气旺则血自生，血旺气有所附，正如张石顽所说："四物汤不得补气药，不能成阳生阴长之功。"再加制首乌、女贞子、阿胶、仙鹤草等滋阴补血养先天；白术、生薏苡仁、大枣健脾祛湿，滋其化源，防其碍胃。本方不仅治疗血液系统疾病引起的各种贫血，同样适用于放化疗后导致的血象低下。如纳差加菖蒲、佩兰；心悸加麦冬、五味子；腰痛加川断、寄生；脱发加桑叶、黑芝麻等。

补肾填精方：党参 10g，熟地 15g，当归 10g，杜仲 10g，山药 10g，山萸肉 10g，枸杞子 10g，补骨脂 10g，菟丝子 10g，制首乌 10g，女贞子 10g，炙甘草 6g，每日 1 剂，水煎服。

本方为大补元煎和大菟丝子饮化裁而成。血虚日久，不仅脾胃之气乏源，肾精亦亏损，方中党参和熟地、当归、首乌、女贞相配，可以补气益精、养血和营；杜仲、山药、山萸肉、补骨脂、枸杞子、菟丝子补肾填精，滋阴壮阳；甘草调和诸药。凡是顽固性贫血属肾精亏损，气血两虚者均可用之。

再生障碍性贫血简称再障，系由于各种病因导致骨髓造血功能障碍，以贫血、出血和发热为三大主症，属于中医虚劳、血证的范畴。祝氏认为本病虽以气血两虚、脾肾亏损为其病机，但以肾虚为本。肾藏精，主骨生髓，若肾虚不能藏精，髓空不能化血则贫血；阴虚火动，迫血妄行或气不摄血则出血；正虚复感外邪则发热。祝氏治疗非常强调培补肾之元阴、元阳。一般根据辨证先选用以上汤药，俟病情稳定之后再配成药以资巩固。

补脾养血止血方（适用于伴出血者）：党参 30g，白术 30g，茯苓 30g，炙甘草 30g，陈皮 30g，生黄芪 90g，当归 30g，生、熟地各 30g，白芍 30g，丹皮 30g，白茅根 60g，生地榆 30g，生侧柏 30g，仙鹤草 120g，生山楂 60g，鹿角胶 30g，龟甲胶 30g，阿胶 30g，大枣（去核）500g，三七粉 30g。

诸药共入大铜锅内煮烂，烊化鹿角胶、龟甲胶、阿

108

胶后，兑入三七粉，再加蜂蜜制成膏剂，每服 5 克，每日 3 次。

本方以八珍汤和龟鹿二仙胶为基础，方中芪、参、术、草、归、地、芍等益气生血，增加红细胞和血红蛋白；鹿角胶、龟甲胶、阿胶大补精血，促进骨髓造血功能；丹皮、白茅根、地榆、侧柏、仙鹤草、三七粉凉血清热止血；大枣增加血小板可止血；生山楂、陈皮消食理气，促进消化功能。

补肾益精养血方（适用于单纯贫血者）：党参 30g，生黄芪 60g，当归 30g，生、熟地各 30g，女贞子 30g，旱莲草 30g，制首乌 30g，黄精 30g，菟丝子 30g，五味子 30g，补骨脂 30g，肉苁蓉 60g，仙灵脾 30g，紫河车 60g，仙鹤草 60g，鹿角胶 30g。龟甲胶 30g，阿胶 30g，大枣（去核）500g，生山楂 60g。制法与服法同上方。

本方根据肾藏精、主骨生髓的理论，在补肾填精、滋阴壮髓的基础上加入菟丝子、补骨脂、肉苁蓉、仙灵脾等温补肾阳之药，有促进骨髓造血功能，提高血象之作用。配伍深合"善补阴者必于阴中求阳，则阴得阳生，而泉源不竭"之旨，但需久服方能取效。

（二）阐发出血之由　重视心肝脾三脏

祝氏宗《内经》"阳络伤则血外溢、阴络伤则血内溢"之旨，认为欲止其血，先求其因，见出血即止血，不求因，不辨证，必然大谬。诸般出血部位虽有不同，究其病理皆因阴气受伤所致。盖血本属阴精，生化于脾，总统于心，藏受于肝，宣布于肺，施泄于肾，灌溉

109

周身，营养百体。阴气一伤可变生多病，妄行于上则吐衄；衰涸于外则虚劳；妄返于下则便血；移热于膀胱则癃闭、溺血；渗透肠间则为肠风；阴虚阳搏则为崩中；湿蒸热瘀则为滞下；热极腐化则为脓血。究其原因，不外虚、滞、寒、热四般。所谓虚指阴虚与阳虚，阴虚则阳盛，火动于中，灼伤脉络而血液外溢；阳虚则摄纳无权，血失所统，失其常道而亡失。滞包含气滞与血滞，气滞则逆而上行，气逆血亦逆，发为吐衄；血滞则瘀，瘀阻脉道，新血不生而出血不止。血寒则凝聚脏腑之间，瘀而不通，一旦如堤防之决，崩下如注。血热则血流鼓荡，迫出脉外，每致斑疹吐衄。

血证虽关于五脏，然与心、肝、脾三脏关系尤为密切。《张氏医通》云："凡治血证，前后调理，须按心脾肝三经用药。"因心主血，血液化生后奉心而赤，心阴充足则心火不盛，血得宁谧；肝藏血，肝气条达则气血和调，血不妄行；脾统血，脾气健旺自能统摄血行，血有所归。祝氏常用三黄泻心汤、旋覆代赭汤治疗心胃火盛之吐衄；用丹栀逍遥散、泻白散、杞菊地黄汤治疗肝火灼肺或肝肾阴虚之咳血、眼底出血；用香砂六君子汤、补中益气汤、归脾汤治疗脾不统血之便血、崩漏、肌衄，其理实源于此。

对血证的辨证，祝氏提出应首辨虚实，次辨寒热，再辨脏腑归属，认清血与气的关系，最后确立治法，层次分明，次序井然，提纲挈领，符合临床实际。

（三）确立治血证五法　喜用炭药止血

历代医家对血证治疗的论述甚多，如张景岳说："凡治血证，须知其要，而血动之由，惟火惟气耳！故察火者，但察其有火无火；察气者，但察其气虚气实。知此四者，而得其所以，则治血之法，无余义矣。"吴澄对血证的治疗，突出"以气为主，贯通寒热虚实"，立为八法。刘渊则根据血证之虚、瘀、热、寒，对补、下、破、凉、温5种治法，叙述具体。祝氏在继承前人经验的基础之上，结合自己的实践体会，总结出血证治疗五法，即：

上病取其下：凡上部出血的病证如鼻衄、咯血、呕血等，须用降气、降火、降血之法，引其下行则血能循经。常用药有牛膝、代赭石、花蕊石、降香、黄芩、黄连、山栀、生石膏、麦冬、玄参、藕节、白及、白茅根等。代表方如旋覆代赭汤、麦门冬汤、玉女煎、泻白散。

下病取其上：凡下部出血的病证如便血、尿血、崩漏等，须用升提、举陷、固涩之法，升其清阳，固其渗漏则血有所统，常用药有黑升麻、黑芥穗、生荷叶、柴胡、地榆、槐花、杜仲、川断、山萸肉、补骨脂、血余炭、乌贼骨、旱莲草、柿炭、赤石脂、禹余粮等。代表方如补中益气汤、六味地黄汤、四生丸、黄土汤。

上下皆出血，治惟取其中：若上见吐衄，下见便漏，降血或升提均不宜者，惟培补中土、益气固脱乃属良法，常用独参汤治之，使无形生有形，而后再以归脾汤、归芍六君子汤调理脾胃，滋其化源。

有滞可化瘀，有瘀不宜补：血溢脉外，久则成瘀，瘀血不去，新血难生，且可再度出血，如跌打损伤之皮下瘀斑，外在出血紫黑成块均为瘀血出血之证，治不宜补。诚如唐容川所说："吐衄便漏，其血无不离经……经隧之中，既有瘀血踞住，则新血不能安行无恙，终必妄走而吐溢矣，故以去瘀为治血要法。"常用药有花蕊石、三七粉、茜草根、郁金、酒军炭、荆芥炭、蒲黄炭等。代表方如花蕊石散、十灰散、茜根散。

用药不纯寒，治血兼顾气：血证不宜纯用一派苦寒凉涩之品，因血得寒则凝，纯用不仅苦寒克害脾胃，且易生留瘀之变。曾治1例尿血病人，前医用知柏地黄汤加石韦、白茅根、生地榆、滑石等久治不效，祝氏考虑其为过用寒凉，致使火郁于内，不得发越，乃于原方加入少量荆芥、麻黄，辛温反佐，取"火郁发之"之义，服药数剂而血止。祝氏治疗血证时非常重视气对血的影响，气血相互为用，气逆则血升，气虚则血脱，前者宜降气降火，后者宜益气固脱，故在治疗血证的方中每见用旋覆花、苏子、黄芪、党参、白术等气分之药。

前人治疗血证常用炭类药物，根据五行生克规律，认为红属火，黑属水，水能克火，从而有"血遇黑则止"，"烧灰诸黑药皆能止"之说，元代葛可久《十药神书》创制十灰散治疗肺病咯血，所用药物均取炒炭，疗效甚佳，可见中医炭药止血的理论是前人实践经验的总结。祝师继承前人，悉心体会，治疗血证亦喜用炭类药物，初步统计有40余种。祝氏认为，必须根据病情的虚实寒热等酌情选用 2～3 味。对现代药理证实某些止血药炒炭后会降低疗效者宜慎用。兹归类如下：

温经止血药类：炮姜炭、侧柏炭、艾叶炭、山萸炭、熟地炭、百草霜、伏龙肝。

清热止血药类：贯众炭、地榆炭、黄芩炭、黄柏炭、川军炭、茅根炭、槐花炭、槐角炭、大小蓟炭、藕节炭、椿根白皮炭。

行气止血药类：香附炭、陈皮炭、枳实炭。

化瘀止血药类：茜根炭、血余炭、蒲黄炭。

升阳止血药类：荆芥炭、升麻炭、荷叶炭。

固涩止血药类：棕榈炭、乌梅炭、莲房炭、柿饼炭、木耳炭、白及炭、煅龙骨、煅牡蛎。

（四）常见出血证的治疗

祝氏治疗常见出血证的经验，可归纳如下。

113

1. 目衄、鼻衄、齿衄

目衄为肝火旺盛，鼻衄为肺经风热，齿衄为阳明火盛，三者均因火性上炎，迫血妄行，溢出清窍所致，应以清泻上焦郁热为治。

目衄用龙胆泻肝汤加白茅根、槐花、大小蓟等清肝泻火；鼻衄用泻白散（桑白皮、地骨皮、粳米、甘草）加山栀、黄芩、牛膝、血余炭等或用茜草散（茜草根、黄芩、阿胶、侧柏叶、生地、甘草）凉血止衄；齿衄属阳明胃火旺盛者用黄连解毒汤（黄连、黄芩、黄柏、山栀）或玉女煎（生石膏、知母、地黄、麦冬、牛膝）清泻胃热，若属肾阴虚火旺者可用知柏地黄汤加牛膝、白茅根、白及等滋阴降火止血。

2. 发斑

常见于西医的血小板减少性紫癜及过敏性紫癜等疾病。中医辨证有血热妄行和脾不统血的区别。血热妄行斑色多见紫黑或者鲜红，治用验方过敏煎加味（银柴胡、乌梅、五味子、防风、甘草、生地、白茅根、丹皮、紫草、荆芥炭、生地榆）凉血止血；脾不统血斑色多见淡黯不华，治用补中益气汤加荆芥炭、生荷叶、生侧柏、大小蓟等益气止血。

3. 咳血（咯血）

病位在肺，多因风热犯肺或肝火灼肺，肺络受伤，络伤血溢，亦有肺燥阴伤，气虚不摄，血不循经者。临床以支气管扩张、大叶性肺炎多见，肺结核、肺肿瘤次之。

114

风热犯肺，络伤血溢者常用麻杏石甘汤合泻白散加味（麻黄、杏仁、生石膏、甘草、桑白皮、地骨皮、白茅根、黄芩、连翘）清泻肺热。肝火灼肺，血随气逆者常用旋覆代赭汤加白茅根、三七粉、茜草、白及降气泻火止血。祝氏还经常加入花蕊石配鹅管石、仙鹤草配血余炭、冬瓜子配丝瓜络3组对药，取其凉血止血、活瘀补络之功。肺燥阴伤多见于肺结核咳血，常用百合固金汤加百部、白及、仙鹤草、血余炭等滋阴润肺；肺气不足咳血常用升陷汤加上述止血药。

4. 吐血（呕血）

病位在胃，由于肝气横逆而使胃气上逆，血随气上则吐血，故治疗以平肝和胃、降逆止血为主，用旋覆代赭汤加三七粉、白及、血余炭、大黄炭等。本方亦可治疗肝硬化食道静脉曲张破裂出血。若胃肠积热、迫血妄行用三黄泻心汤清胃泻热，热除血自止。

5. 便血

便血有远血与近血的不同。

远血多为胃肠道出血，可分为：①中气不足，统血无权，用补中益气汤加荆芥炭、防风炭、血余炭、生地榆等治疗。②阴虚血燥，热迫血行，用脏连丸加味（黄连、地黄、白芍、当归、槐角、荆芥穗、地榆炭、阿胶、猪大肠、律草、百部）。③寒热凝聚，脾胃失和，用黄土汤加味。

近血多为痔疮出血，常因大肠干燥，液亏不润导致，治用地榆槐角丸或荷叶丸（荷叶、藕节、大小蓟炭、知母、黄芩炭、地黄炭、棕榈炭、焦栀子、玄参、白茅根炭、白芍、当归、香墨）加减。

115

6. 尿血

尿血原因有心火移热于小肠导致膀胱热结，或下焦湿热，炼液成石，或肾阴不足，虚火灼络，治法各不相同。

膀胱热结者用小蓟饮子加味（生地、小蓟、滑石、木通、竹叶、炒蒲黄、藕节、山栀子、当归、甘草、白茅根）。下焦湿热，炼液成石者用八正散加金钱草、海金沙、石韦、牛膝等。阴虚火旺，虚火灼络者用知柏地黄汤合四生丸（生地、生侧柏、生艾叶、生荷叶）再加白茅根、旱莲草等。

《 痛　证 》

疼痛是许多疾病过程中的常见症状，虽然其病因、病位各异，但病机、治则颇相类同，故合而论之。

（一）圆机活法　注重气血

痛证病机，前人常用"通则不痛，痛则不通"概括论之，治疗诸痛皆以通法为其基本大法。祝氏认为，痛证病因繁杂，病位不一，见证各异，故须活用通法，除行气、活血、化痰、祛湿、攻下之法外，还应包括温通、寒通、调而通之、镇而通之、引而通之、补而通之等法方为全面。

疼痛为气血凝滞之证，辨证有虚实之分。虚者，气血阴阳不足，脏腑经络失养，不荣则痛；实者，六淫、七情、痰浊、瘀血为患，壅塞经络，不通则痛。临床所见以虚实夹杂之证居多，如阴虚阳亢之头痛，气虚血瘀之胸痛，肝郁脾虚之胁痛，肾虚湿热之腰痛等。倘若徒执攻邪疏通之法，见痛止痛，则是舍本求末。

祝氏治疗痛证，以气血为纲，把握虚实病机，辨证结合辨病，参合疼痛部位而选方用药，每收良效。兹举头痛与胃脘痛为例说明之。

1. 头痛

头为诸阳之会，精明之府，外感内伤均可导致头痛。实证多以风邪为先导，兼寒邪、热邪或湿邪为患，邪气上扰清空，瘀塞经脉，气血不通则头痛乃生。治疗

116

以驱风散邪为先务，常用川芎茶调散为主方加减，药如：川芎、白芷、防风、薄荷、钩藤、蔓荆子、白蒺藜、白僵蚕等。久痛入络，掣痛不休者，加当归、茺蔚子、全蝎、细辛等，以通络镇痉，祛风化痰。若因肝郁化火、肝阳上亢而致头痛者，用清热平肝、重镇潜阳为法，选用清热药如杭菊花、黄芩、夏枯草、苦丁茶、草决明、白薇、龙胆草；平肝药如柴胡、郁金、白芍、丹皮、川楝子、白蒺藜；重镇药如生赭石、生龙骨、生牡蛎、紫石英、紫贝齿、珍珠母、石决明等。若伴有高血压，常用龙胆泻肝汤或天麻钩藤饮为主方加怀牛膝、桑寄生引而通之。虚证头痛常由气血两虚或肾阴不足、水不涵木所致。前者证见神疲倦怠、头痛绵绵、遇劳辄剧，心悸失眠，舌淡脉细，宜用补益气血法，常以补中益气汤或圣愈汤，加杭菊花、枸杞子、五味子、酸枣仁、白芷等治疗；后者证见头痛时作时止，目昏耳鸣，腰酸膝软，舌红，脉细弦，以杞菊地黄汤加首乌藤、白蒺藜、五味子、杭白芍等，以滋水涵木，补虚止痛。曾治李某，女性，44岁，头痛3年绵绵不休，腰酸乏力，纳差气短，月经量多，淋漓不尽，每值经期头痛愈重，舌淡，脉沉细。祝氏辨证为气血两亏，肾气不足。用补中益气汤加川断、桑寄生、菟丝子、枸杞子、白芍、生薏仁等益气养血、补益肝肾，服药7剂而痛止，再服7剂诸症明显好转。

2. 胃脘痛

病位虽在胃脘，但虚、实、寒、热证情不一，且与肝失疏泄和脾不健运密切相关。除治胃之外，还常以治

117

肝或治脾为主，常分4型进行辨证论治。①脾胃气滞：胃脘胀痛，食后加重，嗳气则舒，呃逆频发，纳食不甘，形体消瘦，大便不畅，舌淡红，苔薄白，脉细弱。治宜健脾益气，理气止痛，用香砂六君子汤合平胃散酌加桔梗、枳壳、杏仁、薤白等治疗。②脾胃虚寒：胃脘隐痛，喜温喜按，食冷加重，进食则舒，肠鸣便溏，舌胖淡，脉沉细。治宜温中散寒，缓急止痛，用黄芪建中汤加木香、厚朴、苏梗、藿梗、白芷、生薏仁、肉豆蔻等。③寒热凝结：胃脘痞闷或嘈杂不适，嗳腐吞酸，口苦心烦，喜食冷物但食后加重，大便溏薄，舌苔黄腻，脉滑。治宜寒热并调，辛开苦降；用半夏泻心汤加蒲公英、生牡蛎、菖蒲、佩兰叶、炒神曲治之。④肝胃不和：胃脘痛牵引两胁，胸闷太息，呃逆频作，每因情绪变化或精神刺激而加重，甚则大腹亦胀痛，大便干结，舌红黯，脉沉弦。治宜疏肝和胃，行气止痛。用柴胡疏肝散或逍遥散加川楝子、泽兰叶、桔梗、枳壳、延胡索等治之。曾治阚某，男性，39岁。胃脘胀痛放射至右胁3个月，呃逆反酸，口苦便干，舌苔白腻，脉弦滑，胃镜示浅表性胃炎。证属肝胃不和，气机郁滞，治以柴胡疏肝散重用生白芍30g，加桔梗、木香、砂仁、苏梗、藿梗疏肝和胃，调畅气机，连服半月而愈。

（二）审证论病　法宗仲景

祝氏认为，仲景治痛是以辨证为要，而不是简单地见痛止痛。如栀子豉汤主治"心中结痛"证，是以寒通为法；大建中汤主治"心胸中大寒痛"证，是以温通为法；小柴胡汤主治"胸满胁痛"证，是以调而通之为法；小建中汤主治"虚劳里急，腹中痛"证，是以补而通之为法；大承气汤主治"发汗不解，腹满痛"证，是以攻而通之为法。综观《伤寒论》和《金匮要略》治痛诸法，尤以温通、活血、攻下三法应用最广，祝氏常用大柴胡汤加味治疗急性胰腺炎、急性胆囊炎之腹痛即源于仲景的通腑泄热之法。

祝氏应用经方治痛，师其意而不泥其方，每在辨证的基础之上，结合具体病证灵活变通，古方新用。如治疗妇女产后受风之身痛，常取葛根汤加减。本方原为仲景治疗平素津液不足，复感风寒伤及经脉的痉病之方。祝氏认为，产后身痛与太阳痉病虽见证有所不同，然其津液亏损，经脉失养，风寒入络之病机则一，故可采取异病同治法，用葛根汤升津润筋，散寒止痛。如治许某，女性，32岁。半年前人工流产术后感受风寒，遂致全身肌肉肢节疼痛，项背拘紧不适，恶风无汗或出凉汗怕冷，虽在炎暑盛夏，尚穿厚衣，多方医治不效。辨证为产后血虚，风寒入络，经脉失养。用葛根汤原方加穿山龙30g以散寒通络，升津养筋。服6剂后身痛、恶寒大减，再服10剂诸症皆瘥。又如当归芍药散是仲景治疗肝郁血滞、脾虚湿盛而致腹中疠痛的方剂，祝氏常用其加减治疗腹部手术后肠粘连或腹部良性肿瘤、炎性包块所致气血失调之多种腹痛。患者朱某，女性，44岁。因子宫肌瘤行子宫全切手术后3个月，左下腹牵拉性隐痛，活动或久立后加重，伴口干思饮，心烦易急，纳食不甘，舌黯红，脉细弦，B超提示左侧输卵管囊

119

肿。治以当归芍药散加橘核、荔枝核、川楝子、泽兰叶、生薏仁调肝养血，健脾利湿，散结止痛。连服半月疼痛减轻，再服半月症状消失，复查B超未见异常。又如黄芪建中汤在《金匮要略》中为治"虚劳里急，诸不足"之方。祝氏认为本方有补虚强壮、调和营卫之功效，引申其意，常加海风藤、络石藤、鸡血藤、钩藤、威灵仙等祛风除湿、通络行痹之品，治疗风湿性或类风湿性关节炎属气血两虚、风寒痹阻之关节肌肉疼痛。曾治王某，女性，38岁。四肢关节肌肉疼痛半年，以串痛为主，肢凉，手足冷痛，腰膝酸痛，遇冷加剧，胸闷乏力，头晕失眠，舌淡红，苔白，脉弦紧，祝氏用黄芪建中汤加上述药物及羌活、独活、防风、川断、金狗脊、桑寄生以益气养血、温经散寒、活血通络。治疗半月后，关节肌肉疼痛明显缓解，肢冷发麻亦减，纳增寐安。诸证好转后用原方配蜜丸继服以善其后。

祝氏认为，应用经方治痛要灵活掌握，法随证变，才能取得良效。如治疗顾某，男性，53岁。有慢性胃病史20余年，经胃镜检查示十二指肠球部溃疡。因1周前生气后胃痛剧烈来诊，伴呃逆频频，嗳腐吞酸，恶心呕吐，甚至饮水则吐，口干便秘，舌红黯，苔白腻，脉弦有力。辨证为肝气犯胃，湿热内蕴。先以旋覆代赭汤加蒲公英、陈皮、生白术、全瓜蒌、干薤白和胃镇痛、降逆止呕。3剂后疼痛减轻，未再呕吐，能进饮食，再服4剂胃痛已除，但仍脘腹胀满，口中异味，大便干结难下，小便黄，祝氏易方大柴胡汤重用白芍30g，加全瓜蒌、干薤白、茵陈、陈皮通腑泄热、疏肝和胃，再服 7 剂竟收全功。

（三）精于配伍　善用对药

祝氏治疗痛证，重视药物配伍，往往在主方基础上加用对药，是其用药特色。兹举常用对药如下：

生地配细辛治头痛：生地甘寒，凉血清热，滋阴补肾，味厚滋腻；细辛辛温，发散风寒，祛风止痛，气味香窜。两药伍用，以细辛之升散引生地之甘寒，直达上焦，治疗风热袭脑之头痛，有养阴清热、散风止痛之功效。

石膏配细辛治牙痛：石膏辛寒，入阳明胃经，可清肺胃之热而除烦止渴；细辛辛温，入少阴肾经，发散风寒而通络止痛。两药寒热相伍，以细辛之升散引石膏寒凉达于齿龈，治疗内蕴郁热之牙龈肿痛，不但有清热除烦的作用，而且无燥烈遇邪之弊。

川楝子配泽兰叶治胁痛：川楝子苦寒，疏肝泄热，解郁止痛，入于气分；泽兰叶辛温，活血利水，化瘀通经，入于血分。两药相伍，一气一血，一寒一温，苦寒清热，辛温通络，用于治疗肝郁不舒，气血凝滞之胁肋疼痛有相反相成之妙。

羌活配菊花与菖蒲配郁金治胸痹心痛（参见前冠心病治疗经验）。

艾叶配香附治痛经：艾叶苦温，温经止血，暖胞散寒止痛；香附苦平，开郁调经，疏肝行气散结。艾叶以除沉寒痼冷为主，香附以开郁行气为要。两药参合，温开并举，调经散寒，理血利气，通经止痛的力量增强，

121

可治月经愆期，经行少腹冷痛之症。

橘核配荔枝核治疝痛：橘核沉降，入足厥阴肝经，功专行气、散结、止痛；荔枝核善走肝经血分，功擅行气、散寒、止痛。二药参合，专入肝经，直达少腹，祛寒止痛，散结消肿之功益彰，用治小肠疝气、睾丸肿痛、妇女痛经甚效。

海风藤配络石藤治风湿痹痛：海风藤辛苦温，祛风湿而通经络；络石藤苦微寒，清血热而舒筋脉。两药均以茎枝入药，以枝达肢，且同走肝经，相须而行，一温一寒，互制其弊而扬其效，祛风湿、通经络、止痹痛作用增强。常在治疗风湿痹阻，筋脉拘急，关节疼痛时加用之。

木瓜配青黛治足跟疼痛：木瓜酸温，平肝舒筋，和中祛湿，善治吐泻转筋、湿痹脚气；青黛咸寒，清热凉血，解毒消痈，可疗温毒发斑，吐血咯血。二药伍用，均走肝经，寒温互佐，以木瓜之酸温引青黛之咸寒下行于足，主治湿热下注、筋脉挛急所致足跟疼痛、腓肠肌挛急，常配在补益肝肾方中应用。

❀ 郁　　证 ❀

郁证在概念上有广义与狭义之分。《内经》所论五郁之治（木郁达之，火郁发之，土郁夺之，金郁泄之，水郁折之）和朱丹溪倡言六郁之说（气郁、血郁、痰郁、火郁、湿郁、食郁）均属广义的郁证，正如《丹溪心法·六郁》所说："郁者，结聚而不得发越也，当升者不升，当降者不降，当变化者不得变化也。"狭义的郁证是指情志不畅，肝郁气滞而言，但与广义郁证关系密切。六郁多以气郁为先导，气为血之帅，气行则血行，气滞日久乃成血郁；气有余便是火，气郁化火，即成火郁；火热灼津液为痰或肝木克土，脾胃运化无力则可积湿、生痰、停食，故湿郁、痰郁、食郁乃成。

郁证常见于西医之神经衰弱，植物神经功能紊乱、癔病、精神抑郁状态及咽部异物症等疾病，常见情志不畅或烦躁易怒，胸闷太息，失眠多梦，心悸胆小，头晕头痛，咽部如物梗阻等神志状态，其特点是主诉繁多，时重时轻，而仪器化验检查无器质性病变。

祝氏认为郁证病因有二：情志不畅，郁怒伤肝，致肝气郁结或者忧思不解，隐曲不伸则内伤心脾。病机责之心、肝、脾三脏功能失调：心藏神，肝主疏泄，脾主运化，若情志不畅，则肝失疏泄，肝气郁结；劳心太过，则心血暗耗，血不养神；肝木克土或忧思不解，则脾伤失运，痰湿内生，扰乱心神。治疗大法重点抓气滞和痰湿两个环节，辅以养血安神、清热泻火、交通心肾、活血化瘀诸法。

（一）疏肝解郁

适用于肝气郁结，血不养神。发病多以情志不畅，郁怒不解或精神过度紧张、焦虑为诱因。症见：情志抑郁，胸闷太息，不思饮食，心烦易怒，失眠多梦，妇女月经失调，舌淡红，苔薄白，脉细弦。

治宜疏肝解郁，健脾安神。常用逍遥散加白蒺藜

123

10g、首乌藤 15g、枣仁 10g、五味子 10g、半夏 10g、夏枯草 10g。

如头痛加川芎、白芷、菊花各 10g；口苦烦热加丹皮、黄芩各 10g；腹胀加厚朴、陈皮各 10g；多梦加白薇、女贞子各 10g；纳差加菖蒲、佩兰各 10g；大便干燥重用白芍 20～30g，再加女贞子、制首乌各 15g。

治验举例：隋某，女，36 岁。1993 年 11 月 26 日初诊。因工作紧张失眠多梦 1 个月，早醒，每晚仅睡 2～3 小时，乱梦纷纭，有时从梦中惊醒，胸闷不畅，头晕腰酸，口干，大便干，月经提前 1 周，舌边红，脉细弦。证属心肝血虚，血不养神，治以逍遥散重用白芍 30g，再加白蒺藜、半夏、夏枯草各 10g，首乌藤、枣仁、白薇各 15g。服药 7 剂，每晚可睡 5 小时，乱梦消失，大便通畅，唯感胃脘不适。守方去夏枯草、首乌藤，加厚朴、陈皮、木香、蒲公英，再服 14 剂痊愈。

（二）和胃化痰

适用于痰湿内扰，心神不安。《内经》云："胃不和则卧不安。"脾失健运，胃失和降，则痰湿内生，扰乱心神，影响睡眠。症见：入睡困难，脘闷嗳气，口苦心烦，胆小易惊，或时时泛恶，呕吐痰涎，或多疑善虑，食不甘味，头重头晕，舌苔白腻或黄白而腻，脉弦滑。

治宜和胃化痰，宁心安神。常用十味温胆汤（半夏、茯苓、陈皮、竹茹、枳实、菖蒲、远志、枣仁、五味子各 10 克，炙甘草 5g）加夏枯草 10g，生牡蛎 30g 等。

如见热盛可加黄连 5g、黄芩 10g；心悸怔忡加珍珠母、生龙骨各 30g；食积不消加焦三仙各 10g。

十味温胆汤乃《备急千金要方》之温胆汤加味而成，温胆汤主治热呕吐苦，虚烦，惊悸不眠，痰气上逆之证，方名温胆，但从药物组成分析，实为清胆之剂。明代王肯堂《证治准绳》以本方去竹茹加枣仁、五味子、远志、人参、熟地后方名十味温胆汤，祝氏则嫌其人参、熟地之甘温滋腻，有碍痰热而去之，再加菖蒲，使其和胃化痰，安神定志之力更强。

治验举例：李某，女，40 岁，1994 年 9 月 19 日初诊。情绪不稳定半年，周身躁热不适，时悲伤哭泣，心烦心慌，胆小易惊，纳差失眠，月经量少，舌红苔白腻，脉弦滑。证属痰湿内扰，心气不足，用十味温胆汤加佩兰叶、生黄芪、鸡血藤。服药 5 剂，周身舒适，情绪稳定，躁烦消失，但入睡仍差，守方加夏枯草 10g，再服 14 剂，入睡好转，因大便干燥又加白芍 30g，调治半月而愈。

（三）补益心脾

心主血，脾生血，忧思日久，伤及心脾，生化乏源，致心脾两虚，气血不足。症见：头晕乏力，不耐劳作，稍有劳累即心慌气短，失眠多梦，纳差便溏，甚或情绪低落，悲伤欲哭，舌淡胖齿痕，脉沉细无力。

治宜补益心脾，养血安神。常用补中益气汤或归脾汤加枸杞子、菊花、枣仁、五味子、制首乌、女贞子各 10g。若情绪低落，悲伤欲哭者，属脏躁证，祝氏常用

125

甘麦大枣汤（炙甘草 10g，生麦芽 30g，大枣 10 枚）加菖蒲、远志、枣仁、五味子等补益心气，养血安神。

治验举例：刘某，女，37 岁，1993 年 5 月 30 日初诊。头晕 10 余年，每因劳倦诱发或加重，心慌失眠，纳差乏力，血压偏低，月经量少，某医院诊断为头部非特异性血管炎。舌淡胖，脉虚无力。证属心脾两虚，气血不足。治用补中益气汤加枸杞子、菊花、川断、枣仁、五味子。服药 7 剂，头晕控制，但有反复，入睡仍不好，守方加半夏 10g 再服 14 剂，头晕心慌告愈。因月经量少，经行腹痛，易方用圣愈汤加川断、女贞子、益母草、橘核、荔枝核治疗半月，后用补中益气丸、安坤赞育丸善后。

（四）活血化瘀

《医林改错》云："瞀闷，即小事不能开展，即是血瘀……俗言肝气病，无故爱生气，是血府血瘀。"肝郁日久，由气及血，可致瘀血内阻，瘀热扰心。症见：郁证用常法不能取效，或顽固性失眠，头痛头晕，胸胁刺痛，肢体麻木，或伴经闭，月经量少，紫黑血块，或舌质黯，有瘀斑、瘀点，脉弦或涩。

治宜活血化瘀，安神定志。常用血府逐瘀汤去牛膝加丹参 30g，黄连 6g，茺蔚子 10g，菊花 10g，白蒺藜 10g，首乌藤 15g。

治验举例：李某，女，75 岁，1993 年 5 月 31 日初诊。因泌尿系感染反复发作半年，经祝氏用萆薢分清饮加减治疗得以控制，但以前所患老年忧郁症复发，每日服阿米替林9片、舒乐安定2片仍呈焦虑状态，失眠多梦，口苦胸闷，纳差乏力，舌红暗，苔黄干，脉弦。先用十味温胆汤加减治疗1月余，入睡明显好转，但焦虑状态不能解除。考虑瘀血内扰，用血府逐瘀汤去牛膝，加丹参、生山楂、制首乌、女贞子等治疗1月余，精神稳定，入睡较佳，阿米替林减为每日4～5片，后以逍遥散加减巩固疗效。

祝氏认为，郁证由于精神因素致病者最为多见，患者除服药治疗之外，更应加强心理疏导，避免精神刺激，树立战胜疾病的信心。

淋 证

凡是以小便频数，涩滞不畅，尿急尿痛，尿液混浊，小腹拘急或痛引腰腹为主要表现者，均属于淋证的范畴。前人曾有热淋、血淋、气淋、石淋（砂淋）、膏淋、劳淋等不同分类，但总的病机正如《诸病源候论·淋病诸候》所说："诸淋者，由肾虚而膀胱热故也。"

本病可见于西医之泌尿系感染、尿路结石、前列腺炎、前列腺增生、乳糜尿等疾病，祝氏常根据其急性期属湿热蕴结，慢性期属脾肾气虚的病理特点进行论治。

（一）泌尿系感染

包括肾盂肾炎、膀胱炎和尿道炎，以生育年龄的女性最为多见。临床分急性、慢性两期，急性期或慢性肾盂肾炎急性发作时，出现尿频、尿急、尿痛、尿道灼热，小腹拘急胀痛，腰痛，口干口苦，舌红苔腻，脉弦滑等湿热下注证候，祝氏常用萆薢分清饮加味以清利湿热，通淋止痛：

萆薢 15g，菖蒲 10g，乌药 10g，益智仁 10g，石韦 15g，车前子 10g（包），萹蓄 15g，木通 5g，生甘草 5g。如尿浊混浊，镜检见大量白细胞加土茯苓 15g、败酱草 30g；腰痛腰酸加川断 15g、桑寄生 20g、菟丝子 10g；发热恶寒或往来寒热加柴胡 10～15g、黄芩 10g。

泌尿系感染反复发作，迁延日久则转为慢性，可见腰酸腰痛，不耐劳累，小腹拘急，乏力气短，食少便溏，舌淡脉细等脾肾两虚的证候，而且每因劳累或外感引起急性发作。祝氏治疗视脾肾两虚之侧重而异：肾虚为主用知柏地黄汤；脾虚为主用补中益气汤。

若虚实兼见，祝氏常用知柏地黄汤或补中益气汤加萆薢、石韦、黄柏、车前子、萹蓄、滑石等清利湿热之药攻补兼施，补中寓以清利之法。也有的女性合并有盆腔炎，兼见白带量多，腰痛阴痒，祝氏则选傅青主完带汤（苍白术、山药、党参、芥穗炭、白芍、柴胡、陈皮、车前子、甘草）为主方，加黄柏、败酱草、土茯苓等健脾益气，燥湿止带。

曾治孟某，女，48 岁。腰痛伴尿中絮状物增多 1 年，多次查尿均有白细胞，尿道灼热，舌淡黯，脉沉细。辨证为肾阴不足夹有湿热，方用知柏地黄汤加萆薢、石韦、土茯苓、桔梗、银花、连翘等，治疗半月，尿中絮状物消失，尿镜检正常，诸证均好转，再治 2 月而告愈。

（二）尿路结石

一般称"石淋"、"砂淋"，若出现血尿则称"血淋"。常伴剧烈的腰腹疼痛，《金匮要略》记载："淋之为痛，小便为粟状，小腹弦急，痛引脐中"。即是对尿石性肾绞痛的典型描述。祝氏认为本病系因饮食不节，温热内蕴，下注膀胱，煎熬尿液成石导致，尿石形成之后，又可阻塞尿路，气血不通，故腰腹剧痛，甚至肾盂积水；损伤络脉则尿中带血。

本病早期常见腰部、小腹部发作性剧痛，伴尿色红赤，尿道灼热，排尿不畅，或尿中夹有砂粒状物，口干苦黏，舌苔黄腻，脉弦紧等湿热下注，气滞血瘀之实证。祝氏治疗以清热利湿，排石止痛为原则，用八正散加减：

萹蓄 15g，瞿麦 15g，车前子 10g（包），滑石 10g，草薢 15g，石韦 10g，金钱草 30g，海金沙 15g（包），木通 5g，川断 10g，枸杞子 10g，生甘草 6g。大便干燥加生大黄 10g；血尿加血余炭 10g、白茅根 30g；小腹胀痛加乌药 10g、延胡索 10g。

病程日久或老年人结石患者，病情往往由实转虚或实中夹虚，祝氏治疗常用补肾利水排石之法，以六味地黄汤加金钱草、海金沙、瞿麦、石韦等药，肾虚腰痛加川断、补骨脂；肾盂积水加王不留行、路路通、冬葵子等。

治验举例：张某，男，24 岁，1993 年 4 月 16 日初诊。主诉左腰发作性绞痛 10 天，伴尿色发红。腹平片检查左输尿管中下段结石影 0.7cm×0.6cm 大小。口干苦，纳差失眠，舌红苔白干，脉弦滑。证属湿热蕴结，下注膀胱。药用金钱草、海金沙、萹蓄、瞿麦、车前子、黄柏、木通、石韦、生地、白茅根、川断、牛膝、甘草等。服药 12 剂，结石排出而愈。

（三）慢性前列腺炎

慢性前列腺炎是成年男性常见病之一，症状繁多，缠绵难愈，治疗棘手。为了便于治疗，祝氏归纳为 3 组证候群：①湿热下注证候可见尿频、尿急、尿道热痛，尿道口分泌物多，阴囊潮湿，苔腻脉滑。②气滞血瘀证候可见腰痛、腹胀，会阴部坠胀疼痛，尿有余沥，舌黯。③心肾两亏证候可见心烦失眠，头昏健忘，阳痿不举，遗精早泄。辨证分两型：

1. 肝胆湿热

足厥阴肝经循股内，绕阴器。肝主筋，阴器为宗筋之汇。故肝胆湿热循经下注可见尿频、尿急、排尿不畅，尿道灼热，白色分泌物多，阴囊潮湿，会阴胀痛，阳痿早泄，口干苦，心烦易怒，舌红苔黄腻，脉滑数。治以龙胆泻肝汤加减清热利湿，行气活血。

龙胆草 10g，栀子 10g，黄芩 10g，黄柏 10g，车前子 10g（包），木通 5g，柴胡 10g，当归 10g，丹参 15g，王不留行 10g，荔枝核 15g，生甘草 6g。

2. 寒湿伤肾

寒邪易伤肾阳，阳虚易生内寒，症见腰痛畏寒，小便淋沥，时流白浊，阴囊潮冷，会阴胀坠，阳痿便溏，小腹拘急，舌淡黯，脉沉细。治以肾着汤合萆薢分清饮加减温化寒湿，分清泌浊：

干姜 10g，苍、白术各 10g，茯苓 15g，炙甘草 6g，萆薢 10g，乌药 10g，菖蒲 10g，益智仁 10g，川断 10g，当归 10g，丹参 30g，王不留行 10g。

（四）前列腺增生

前列腺增生又叫前列腺肥大，是老年男性的常见疾病之一。主要表现为渐进性尿频、排尿不畅，尿后余沥不尽。更有甚者则小便点滴不出，小腹憋胀难忍，中医称为癃闭。这是因为增生的前列腺体发炎，压迫尿道所致。

祝氏认为前列腺增生的基本病机是湿热互结于下焦，气滞血瘀，水道不通，久则属肾气不足，气化无权。临床常采用"清"、"消"、"通"三法治疗：

清法即清利湿热，清热消炎。常用萆薢、石韦、萹蓄、瞿麦、车前子、黄柏、木通、通草、冬葵子等药，常选萆薢分清饮加味。

消法即软坚散结，消癥化瘀，前列腺增生属中医肿块癥积，常在清法基础上加当归、丹参、王不留行、橘核、荔枝核、皂角刺等药。

通法即通溺窍，通淋，针对尿道梗阻或急性尿潴留，药用蟋蟀（或蝼蛄）7个，焙干研极细末，再加琥珀粉 2～3g，分两次开水冲服，可通溺孔，利小便，治癃闭。

病程日久，脾肾气虚，气化无权，尿频失禁者，常用五子衍宗丸、八味地黄丸等补肾培本治疗。

曾治梁某，男，71 岁。因患前列腺增生伴前列腺炎、上呼吸道感染住院治疗，症见小腹胀坠，尿频尿痛，小便失禁，咽痒咳嗽，大便干燥，舌黯苔厚灰黑，脉弦细，祝氏辨证为湿热蕴结，肺气不宣，药用萆薢15g，菖蒲 10g，乌药 10g，益智仁 10g，石韦 15g，瞿麦 15g，滑石 10g，车前子 10g，当归 15g，白芍 30g，王不留行 10g，钩藤 10g，薄荷 10g，桑白皮 10g，杏仁10g，甘草 6g。服药 7 剂，小腹胀坠减轻，大便通畅，尿痛消失。守方加桔梗 10g 再服 7 剂，咳嗽控制，尿失禁亦好转，取效满意。

《痹 证》

痹证之名，首见于《素问·痹论》，认为是因"风寒湿三气杂至合而为痹也"。篇中所论及的痹证范围相当广泛，凡是感受风寒湿等邪气，闭阻于经络脏腑，导致气血运行不畅，出现以肌肉、筋骨、关节疼痛、麻木、重着或屈伸不利，甚至关节红肿、变形为主要见症者，均可称为痹证。

从现代疾病谱来看，中医的痹证包括了西医的大部分结缔组织病（或称风湿性疾病），诸如系统性红斑狼疮、类风湿关节炎、皮肌炎、硬皮病、白塞病及干燥综合征等，还包括痛风性关节炎、骨性关节病、肩周炎、坐骨神经痛、脉管炎、深静脉栓塞等疾病。

祝氏认为痹证的发生虽以感受风寒湿等外邪为主，

但"邪之所凑，其气必虚。""至虚之处，便是留邪之处。"绝不能忽视人体气血不足、营卫失调等内因的作用。治疗中在祛风散寒、除湿通络的同时，必须重视益气血、养肝肾、调营卫等扶正方法的运用。

施今墨先生辨治痹证主张阴阳为总纲，表、里、虚、实、寒、热、气、血为八目。以表里论之，大多风寒从表来，湿热自内生；初病多邪实，久病则正虚；初病在气分，日久入血分。从而将痹证分为风湿热证候、风寒湿证候、气血实证候、气血虚证候4大类。祝氏体会痹证在辨证上每个类型并非泾渭分明，很难截然分开；病机上往往错综复杂，相互转化，治疗时必须视其病机而随证遣方用药，方致无误。如风寒湿痹日久，郁而化热可成风湿热痹；而风湿热痹再次感寒或治疗过用寒凉药物则又成风寒湿痹。凡痹证日久耗伤气血，侵害肝肾虽可成为虚痹，但常有虚中夹实者。兹按照西医常见疾病介绍祝氏治疗痹证的经验如下：

133

（一）风湿性或类风湿关节炎

风湿性或类风湿关节炎是常见的结缔组织疾病，急性活动期多伴发热、关节红肿疼痛，晚期可致关节畸形，活动受限，生活不能自理。祝氏分4型论治：

1. 风寒湿痹

症见关节肌肉肿胀疼痛，麻木重着，或屈伸不利，喜暖怕冷，遇寒加重，或双腕、双踝肿痛明显，口淡不渴，舌淡红，苔白腻，脉沉弦。

治宜祛风散寒，除湿通络，方用桂枝芍药知母汤加减。

桂枝 10～15g，白芍 10g，知母 10g，麻黄 3g，制附子 10g，白术 10g，防风 10g，羌、独活各 10g，炙甘草 6g。

2. 风湿热痹

症见关节红肿、灼热而痛，活动不利，或伴发热、汗出，口干思饮，便结尿黄，舌红苔黄腻，脉弦滑数。

治宜清热利湿，宣痹止痛，热重于湿可用白虎加桂枝汤为主。

生石膏 30～50g（先下），知母 10～15g，炙甘草 6g，桂枝 10g，苍术 10g，生薏苡仁 30g，银花藤 30g。

如纯热无寒，症见高热汗出，关节疼痛嚎叫难忍，可先用紫雪散，每服 3g，每日 3 次，俟热退痛减，再依上法治疗。

湿重于热可用三妙丸加味：

苍术 10g，黄柏 10g，牛膝 10g，生薏苡仁 30g，银花藤 30g，萆薢 10g，晚蚕砂 15g，防己 10g，木瓜 10g，伸筋草 30g。

有时也用桂枝芍药知母汤加生石膏治之，这是因为本证多因风寒湿痹化热而来，宜以寒热药物同用为好。

3. 气血虚痹

症见病变部位以上肢、肩背颈项为主，关节肌肉酸痛无力，麻木不仁，少气懒言，恶风怕冷，心慌汗出，舌淡胖，脉虚无力。

治宜益气养血，蠲痹通络，方用黄芪桂枝五物汤合四藤一仙汤加减。

生黄芪 30g,桂枝 10g,白芍 10g,鸡血藤 30g,钩藤 10g,海风藤 15g,络石藤 15g,威灵仙 15g,羌、独活各 10g,生姜 3 片,大枣 5 枚。

4.肝肾虚痹

症见关节肌肉疼痛以腰以下为重,屈伸不利,腰膝酸软,头晕耳鸣,下肢水肿,舌淡红,脉细弦。

治宜补益肝肾,舒筋通络,方用独活寄生汤加减。

羌、独活各 10g,桑寄生 20g,当归 10g,生、熟地各 10g,川芎 10g,赤芍 10g,桂枝 10g,细辛 3g,防风 10g,秦艽 10g,白术 10g,狗脊 15g,千年健 15g,炙甘草 6g。

凡病程日久,病邪深入筋骨肝肾,关节拘挛肿痛变形者,祝氏常在主方中加入两组药物:一是虫蚁类如大蜈蚣、全蝎、乌蛇、露蜂房、地龙等搜风剔络,解痉止痛;一类是藤枝类如鸡血藤、海风藤、青风藤、络石藤、银花藤、桑枝、松节、伸筋草等以络达肢,通络止痛。如果疼痛剧烈,固定不移,或伴结节红斑,舌黯有瘀斑,又当在祛风除湿方剂中加入当归、赤芍、桃仁、红花、路路通、穿山甲等活血通络之药,王清任之身痛逐瘀汤(当归、川芎、桃仁、红花、没药、五灵脂、秦艽、羌活、香附、牛膝、地龙、甘草)是其代表方剂。

(二)系统性红斑狼疮

系统性红斑狼疮是累及全身各脏器多系统损害的结缔组织病,以发热、面部红斑、关节疼痛、肢体水肿为常见表现,临床以关节受累和肾脏损害居多,属于中医痹证、阴阳毒、发斑、虚劳、水肿范畴。祝氏认为基本病机是肝肾阴虚、气血不足之体，感受风寒湿邪瘀毒后，导致气血痹阻、络脉不通而成，根据不同主症分别论治。

1. 肝肾阴虚，瘀热痹阻

症见低热不退，关节肌肉酸痛，腰酸膝软，心烦失眠，皮肤发斑，大便干燥，月经量少，舌红少苔，脉细数。

治宜滋阴清热，活血通络，用知柏地黄汤合四藤一仙汤加生地 30g，白茅根 30g，丹皮 10g，紫草 10g，丹参 30g，赤芍 10g 治疗。

如长期服用激素治疗而出现面部红斑，皮肤紫纹，皮下结节疼痛，口干失眠，五心烦热，舌红脉数者，此为血热血瘀，宜凉血清热、滋阴活血治疗，用犀角地黄汤合桃红四物汤加减：

桃仁 10g，红花 10g，赤芍 15g，生地 15g，丹皮 15g，水牛角 30g，白茅根 30g，紫草 10g，知母 10g，黄芩 10g，黄连 5g，生甘草 5g。

2. 脾肾虚损，瘀阻肾络

症见狼疮性肾脏损害，大量蛋白尿、镜下血尿，腰痛，尿少，下肢浮肿，乏力，闭经，舌淡红，脉沉细。

治宜培补脾肾，活血利水。方用六味地黄汤加生黄芪、益母草、白茅根、车前草各 30g，旱莲草 15g，当归、川芎、赤芍、木香各 10g。若水肿明显加白术 15g、防己 10g；血尿加生地榆、荆芥炭各 10g。

3. 气虚血瘀，寒湿阻络

症见肢体肌肉疼痛，手足青紫发凉，乏力，皮肤紫斑或肢体偏瘫，舌黯淡，有瘀斑，脉沉细。

治宜益气活血，散寒通络。方用补阳还五汤合四藤一仙汤加丹皮、紫草、桂枝各 10g，豨莶草 15g。

如伴发狼疮脑病，证见发热痰盛，神昏肢厥，阵阵抽搐，舌红苔黄，脉滑数。此为毒热蒙蔽清窍，瘀阻脑络。可用血府逐瘀汤去牛膝，加菖蒲、郁金、钩藤、僵蚕各 10g、水牛角 30g，并送服安宫牛黄丸 1 丸以凉血化瘀，清心开窍。

4. 气血两虚，肾精不足

症见面白唇淡，头晕心慌，乏力神疲，失眠多梦，腰酸膝软，血象（血红蛋白、白细胞等）低下，舌淡胖，脉虚无力。

治宜益气养血，补肾生精。方用圣愈汤加麦冬、五味子、枸杞子各 10g，菟丝子、桑椹子、制首乌、女贞子各 15g，仙鹤草 30g。

137

（三）白塞病

白塞病以口、眼、生殖器反复溃疡，关节疼痛为主要临床表现，与《金匮要略》中描述的狐惑病极为相似。所谓"蚀于喉为狐，蚀于下为惑"，可见中医很早对本病就有所认识。张仲景认为是感受湿热疫毒，熏蒸于咽喉、眼部，下注于前后二阴所致，用甘草泻心汤治咽喉溃疡；赤小豆当归散治眼部溃疡，前阴溃疡用苦参汤洗之；后阴溃疡用雄黄熏法，这些经验非常宝贵。祝氏治疗白塞病亦常用甘草泻心汤加减以清热化湿，和中解毒：

生甘草 10～15g，半夏 10g，干姜 5g，黄芩 10g，黄连 5g，党参 10g，大枣 5 枚。

咽喉口腔溃疡加白术、生蒲黄、升麻、桔梗各 10g，蒲公英、连翘各 15g；面部红斑加丹皮、紫草各 10g；关节疼痛加桂枝、赤芍、羌活、独活各 10g；月经量少加益母草、鸡血藤各 30g。

此外，祝氏还常分以下 3 种类型辨证治疗：

1. 肝郁化热：口腔咽喉溃疡，面红低热，口干舌燥，胸闷心烦，性急易怒，经色紫黑，舌红苔黄，脉弦数。治用丹栀逍遥散加升麻、桔梗、连翘、蒲公英、板蓝根等疏肝养血，清热解毒。

2. 阴虚火旺：口咽反复溃疡，五心烦热，头晕耳鸣，腰膝酸软，尿黄便干，舌红少苔，脉细数。治用知柏地黄汤加升麻、银花、连翘、黄连、蒲公英等滋阴降火，清热解毒。

3. 气血两虚：面部紫斑，目胞水肿，关节肿痛怕风，口腔溃疡色淡表浅，头晕乏力，月经量少，舌淡胖，脉沉细无力。治用圣愈汤加益母草、鸡血藤、丹皮、丹参、桂枝、细辛、香附、白芷等益气养血，温经通络。

（四）干燥综合征

干燥综合征好发于中年以上女性，主要侵犯泪腺、唾液腺等外分泌腺体。由于腺体的破坏和分泌减少，常出现口干无津、眼干无泪、进干食需用水送，皮肤大便干燥等一派津液匮乏之现象，与中医的内燥证十分相似，故常采用养阴生津为主的方法治疗。但祝氏认为津液的敷布和流通不仅需要靠津液本身的充盈，还有赖于阳气的化生和推动，气虚不能化生津液或津液运行不畅均可以形成燥证，治疗主张结合脏腑特点，温运阳气与养阴生津并施，参与蠲痹通络、清热润燥、活血化瘀诸法，俾阳生津化，津液流通则燥象乃除。

1. 气虚津凝证

症见口干目涩，面白无华，乏力神疲，头晕低热，纳差便溏，容易外感，舌淡胖齿痕，脉虚大无力。

治宜益气健脾，润燥生津。方用补中益气汤加麦冬、五味子、生地、玄参各 10g，天花粉 20g。关节疼痛加羌活、独活各 10g。

如合并肺间质病变，症见气短咳嗽，痰白黏，心慌多汗，口干思饮等，治用升陷汤合生脉散，加紫菀、杏仁、百部、桑皮、白前等止咳化痰药。

139

2. 阴虚津亏证

症见口干无津，眼干无泪，皮肤皲裂，口鼻气热，口舌反复生疮，腮腺肿大，大便干燥，舌红干裂无苔，脉沉细。

治宜养阴生津，清热润燥。方用增液汤、生脉散合一贯煎加减：

生地 10g，麦冬 10g，玄参 15g，沙参 15g，五味子10g，当归 10g，枸杞子 10g，天花粉 20g，女贞子 15g，制首乌 15g，甘草 6g。

3. 瘀血内停证

症见口眼干燥，头痛头晕，心烦易怒，皮肤紫斑，手足麻木，舌红黯有瘀斑，脉细涩。

治宜活血化瘀，生津止渴。方用血府逐瘀汤去牛膝，加沙参、麦冬、石斛各 10g，天花粉 20g。

4. 寒湿阻络证

症见双手指遇冷变紫变白疼痛，关节肿痛怕冷，口干目涩，阴天加重，舌淡黯，脉沉细。

治宜温补气血，蠲痹通络。方用黄芪桂枝五物汤合四藤一仙汤再加当归、羌活、独活、防风、白术各 10g，细辛 3g。

（五）血栓闭塞性脉管炎

本病早期中医称为"脉痹"或"恶脉"，晚期称为"脱疽"。早在《灵枢·痈疽》就记载有"发于足趾，名曰脱疽，其状赤黑，死不治，不赤黑不死"。非常形象和生动地描述了本病是中医外科险恶疾病之一。

祝氏认为脱疽是由于阳气本虚，外来寒湿之邪侵入经脉，造成血瘀不通的证候。因为临床主要表现为患趾患指苍白、麻木，发凉怕冷，遇寒更甚，继之是剧烈的疼痛，行走后加重，休息则减轻。严重者局部皮肤变黑而溃烂、坏疽，所以属于阴证，治疗多采用温通阳气，活血化瘀的方法。

近代通过中西医结合研究，认识到脱疽即是脉管炎之晚期。有人从消炎方面考虑，应用四妙勇安汤（当归、银花、玄参、生甘草）治疗有效，本方实际出自清代《验方新编》一书。从理论上讲，寒郁化热后，用清热解毒、消炎止痛的方法治疗是可行的，但从辨证的角度，血栓闭塞性脉管炎不同病情可以分为 3 类证候。

1. 寒凝血滞证

症见患肢发凉，疼痛或麻木，时有酸胀感，走路跛行，皮肤颜色苍白或青紫，遇寒疼痛加重，伴下肢沉重无力，舌淡黯，舌下络脉青紫，脉沉细。

治宜温经散寒，活血通络。方用补阳还五汤合当归四逆汤或麻黄附子细辛汤加减：

生黄芪 30g，当归 10g，川芎 10g，赤芍 15g，桃仁 10g，红花 10g，地龙 10g，桂枝 10g，细辛 3g，羌、独活各 10g，丹皮 10g，丹参 30g，鸡血藤 30g，苏木 10g，刘寄奴 10g。

寒重加麻黄 3～5g、制附子 10g；疼重加威灵仙 15g、追地枫 15g；瘀重加穿山甲 10g、地鳖虫 10g；麻木加豨莶草 15g、伸筋草 15g；下肢沉重加千年健 15g、金狗脊 15g。

2. 脉络热毒证

症见发热恶寒，患肢皮肤发红，灼热胀痛，甚至破溃流脓，不易愈合，口干，尿黄，便秘，舌红苔黄，脉滑数。

治宜清热解毒，化瘀通络。方用四妙勇安汤合桃红四物汤加减：

银花 30～50g，当归 15g，玄参 30g，川芎 10g，赤芍 15g，桃仁 10g，红花 10g，生地 15g，丹皮 10g，连翘 15g，蒲公英 30g，紫花地丁 30g，生甘草 10g。

3. 寒热互见证

症见寒热现象不明显而疼痛剧烈，间歇性跛行，舌淡黯，脉沉细，可用寒热通用方治疗：

当归 10g，玄参 30g，银花 30g，蒲公英 30g，制附子 10g，桂枝 10g，细辛 3g，木通 5g，桃仁 10g，红花 10g，没药 6g，路路通 10g，生甘草 10g。

也可以用独活寄生汤加活血通络，止痛消炎的药物治疗本证。

甲状腺疾病

甲状腺疾病常见有甲状腺肿大、甲状腺功能亢进和甲状腺功能减退症 3 类，相当于中医的"瘿气"、"消渴"、"心悸"、"虚劳"等病证。祝氏治疗主要从调整机体阴阳气血着手，避免单用西药的毒副作用，取效良好。

（一）甲状腺肿大

患者常发现颈部瘿肿，软而不硬或伴结节，或坚硬如瘤，巨大者可出现咽喉发堵，憋气，吞咽障碍，胸闷憋气甚至声音嘶哑等症状，舌淡黯、苔薄白，脉来弦滑。凡西医确诊的单纯性甲状腺肿，结节性或囊性甲状腺肿，甲状腺纤维瘤等均可按其治疗。

祝氏认为甲状腺肿大的病机系肝郁日久，气机不畅，津液凝聚成痰，痰气交阻结于颈部而成。气滞可致血瘀，湿痰与瘀血互结则可形成甲状腺结节，质地坚硬。治疗原则为理气化痰，软坚散结，活血化瘀。处方：

橘核 10g，荔枝核 15g，穿山甲 10g，皂角刺 10g，柴胡 10g，丹参 30g，生苡仁 30g，生牡蛎 30g（先下），夏枯草 15g，浙贝母 10g，陈皮 10g，每日 1 剂，水煎服。

如服汤药不便，可配制软坚消癥方药如下：琥珀 30g，生山楂 30g，橘核 60g，荔枝核 60g，生牡蛎 90g，生苡仁 60g，穿山甲 30g，皂角刺 30g，夏枯草 30g，乌梅 30g，龟甲 60g，昆布 60g，制乳、没各 15g，三棱 30g，陈皮 70g。诸药共研细末，炼蜜为丸，每丸重 10g，每饭后服 1 丸。

（二）甲状腺功能亢进症

简称"甲亢"，是由于甲状腺素分泌过多所致的临床综合征。病因有多种，但主症均有甲状腺肿大或不肿，怕热多汗，善食易饥，体重减轻，心烦易怒，手指颤动，心悸失眠，疲乏无力，或眼球轻凸等，亦属于中医"瘿气"、"消渴"、"心悸"的范畴。

情志内伤，忧思郁怒，痰气互结于颈则颈部肿物；气郁化火，肝火亢盛则口苦烦热，心烦易怒；火旺阴伤，心阴不足则心悸失眠；胃热消谷则善食易饥；肝阴虚，肝风内动则手指颤动，眼球轻凸振颤；火热耗伤气血则疲乏无力，消瘦；阴不敛阳，津液外渗则怕热多汗，舌多红黯，苔黄，脉弦数。

祝氏临床习用李东垣的当归六黄汤加味治疗甲亢。本方出自《兰室秘藏》，功用滋阴降火，固表止汗。李东垣谓乃"治盗汗之圣药"。

143

　　方药组成：当归 10～15g，生黄芪 30g，生、熟地各 10g，黄芩 10g，黄连 5g，黄柏 10g。

　　方用当归、生熟地滋阴养血，配伍黄芩、黄连、黄柏之苦寒泻火以治盗汗之本，尤其在大队苦寒药中倍加黄芪以固表止汗则其效益彰。若甲状腺肿大加夏枯草、乌梅软坚消肿；瘤体较硬加三棱、莪术破血散结；心悸或心动过速加北沙参、麦冬、五味子益气养心安神；失眠多梦加白蒺藜、首乌藤安神补血；怕热多汗加生牡蛎、五味子敛阴止汗。手指振颤加白头翁 30g、钩藤 10g 平肝熄风。

　　曾治吕某，男，25 岁。心慌，多汗、手颤、多食易饥、乏力消瘦 2 个月，双眼轻凸出。某医院确诊为甲亢，予丙基硫氧嘧啶、心得安、甲状腺片治疗效不显。症见面部红疹，多汗，手颤，口干苦，舌红黯，舌下瘀滞，左脉沉弦数，右脉浮弦数。辨证属气阴两虚，阴虚火旺。方用当归 10g，生黄芪 30g，生、熟地各 10g，黄芩 10g，黄连 10g，黄柏 10g，蒲公英 25g，白头翁 20g，五味子 10g，天冬 10g，知母 10g，玄参 20g，乌梅 10g。服药 14 剂，诸症均减，拟上方去天冬、乌梅、知母，加荔枝核、橘核、土茯苓、王不留行配制丸药服用。一个半月后诸症均消失，复查 T_3、T_4 接近正常。再服 2 个月，基本痊愈。

（三）甲状腺功能减退症

　　简称"甲减"，是由于甲状腺激素合成或分泌不足，机体代谢功能减退所致的慢性虚弱性疾病。属于中医的

"虚劳"或"水肿"等范畴。

甲减患者均可见到阳气虚衰，水饮内停之见证，如进一步发展阳损及阴则成阴阳俱虚证。其病机病位虽有脾肾阳虚之别，但以肾阳虚衰为主，且常兼痰饮或瘀血的表现。祝氏对此病常分3型辨证论治。

1. 阳气虚衰，脾阳不运

症见面色苍白，精神萎靡，表情呆滞，头昏嗜睡，畏寒肢冷，纳差腹胀，便溏尿清，舌淡胖，苔白腻，脉沉细。

治宜补中益气，温阳健脾。方用补中益气汤重用当归15～20g，再加仙灵脾、川断、菟丝子、狗脊、肉苁蓉等。

2. 阳气虚衰，肾阳不足

症见面目虚浮，周身水肿，畏寒肢冷，心悸怔忡，神疲气短，腰膝无力，男子阳痿，女子闭经，舌淡胖齿痕，脉细弱。

治宜温补肾阳，化气利水，方用桂附地黄汤合真武汤，酌加鹿茸、仙茅、仙灵脾、巴戟天、菟丝子、川断、狗脊等。

3. 瘀血内阻，冲任失调

症见皮肤粗糙或肌肤甲错，毛发干枯不润，或肢体麻木不仁，皮肤黯黑，女子闭经或经少，舌质紫黯，舌下静脉淤张，脉涩。

治宜活血化瘀，通经利水。方用血府逐瘀汤去牛膝，加益母草、泽兰、丹参、鸡血藤、川断、女贞子等。

145

放疗化疗综合征

恶性肿瘤患者在接受放射线或化学药物治疗过程中可出现一系列毒副反应，如炎性反应、消化道功能障碍、肝功能损害、骨髓抑制和身体虚弱等，称之为放疗化疗综合征，中医古籍未载。

祝氏认为，放疗是射线直接照射肿瘤局部，虽有杀伤癌瘤细胞作用，但同时损伤人体正常组织和正气，临床多见火热伤阴现象，类似于古代"火邪"或"毒热邪气"。化学药品毒性较大，主要损伤人体脾胃和造血功能，属于"药邪"或"药毒"之类。因此，放疗化疗后综合征主要病机是火热毒邪或药毒之邪直接侵害人体，损伤正气，导致气阴两伤、脾胃不和、精血亏损等病变，癌症本质上属于虚证，加之"火邪"与"药毒"侵害人体，虚其所虚，或虚中夹实，使病情更加复杂，故治疗应根据病邪损伤人体气血、脏腑的不同程度和部位遣方用药。

（一）益气养血

1. 肺气不足，余毒未清

本证见于呼吸道肿瘤、贲门癌、乳腺癌等，胸闷气短，活动后加重，干咳少痰，时引胸痛，口咽干燥，乏力自汗，舌淡胖，脉沉细弦滑。

治以补益肺气，清热解毒，方用升陷汤加白花蛇舌草30g、半枝莲15g、藤梨根15g、桑白皮10g、炙杷叶

10g 等。咽痛加银花 10g、连翘 15g、蒲公英 20g、桔梗 10g；口干加麦冬 10g、天花粉 20g；咳重加前胡 10g、白前 10g；痰多加陈皮 10g、远志 10g；便秘加当归 15g、白芍 30g。

2. 脾胃气虚，清阳不升

本证见于消化道或妇科盆腔肿瘤等，乏力头晕，神疲自汗，气短潮热，纳差便溏，舌淡黯，脉虚无力。

治以补益脾胃，升举阳气，方用补中益气汤加麦冬 10g、五味子 10g、枸杞子 10g、女贞子 10g。便溏加苏、藿梗各 10g，白芷 10g，生薏苡仁 30g；下肢无力加鸡血藤 30g、桑寄生 20g；WBC 低下加石韦 15g、仙鹤草 30g。

3. 气血两虚，肾精不足

本证见于化疗引起的骨髓抑制、血象低下，尤其 WBC 低于 $4.0×10^9/L$，面色苍白，头晕目昏，乏力神疲，心慌失眠，脱发，腰酸膝软，月经量少或闭经，舌淡胖，脉沉细。

治以益气养血，补肾生精，方用圣愈汤加制首乌 15g、女贞子 15g、桑椹子 10g、枸杞子 10g、鸡血藤 30g、石韦 15g、仙鹤草 30g。脱发加桑叶 10g、黑芝麻 15g、藿香 10g；皮肤灼热加黄芩 10g、黄连 5g；纳差加菖蒲 10g、佩兰 10g；腹胀加陈皮 10g、砂仁 3g；便溏加白术 10g，山药 10g。

（二）滋阴清热

火邪或药毒既能损耗气血，又可灼伤津液，迫血妄

147

行，形成阴虚火旺或湿热下注大肠、膀胱的病变。

1. 肺胃津伤

鼻咽癌、垂体或甲状腺肿瘤放疗后，可见口咽干燥，口鼻气热，咽喉干痛，甚至口咽溃烂，声音嘶哑，干咳无痰，大便干燥，舌红无苔，脉细数等炎性反应。

治以清养肺胃，生津润燥解毒，可用沙参麦冬汤加味：

沙参 15g，麦冬 15g，玉竹 10g，桑叶 10g，白扁豆 15g，天花粉 20g，甘草 5g，白花蛇舌草 30g，桔梗 10g，升麻 10g，连翘 15g，蒲公英 20g。

2. 肝肾阴亏

症见口咽干燥，头晕耳鸣，脱发较多，心烦失眠，手足心热，腰酸膝软，低热盗汗，便干尿黄，舌红少苔，脉沉细。

治以滋阴降火，养血柔肝，可用一贯煎或知柏地黄汤加黄芩 10g、黄连 5g、丹皮 10g、白芍 10g。

3. 下焦湿热

放射性肠炎引起腹泻、腹痛、便意急迫、肛门灼热，甚至便脓便血，口干思饮，舌红苔黄腻，脉滑数，属大肠湿热者，可用白头翁汤合葛根芩连汤加味：

白头翁 30g，黄芩 10g，黄连 10g，秦皮 10g，葛根 15g，马齿苋 30g，血余炭 10g，生地榆 15g，甘草 6g。

如化疗药物引起出血性膀胱炎见尿血，尿道灼热，小腹坠痛，口干苦，舌红苔黄，脉数之膀胱湿热证，可用萆薢分清饮合猪苓汤加味：

萆薢 10g，乌药 10g，菖蒲 10g，益智仁 10g，猪、

茯苓各 15g，泽泻 10g，滑石 15g，阿胶 10g（烊化），车前子 10g（包），石韦 15g，大蓟 15g，白茅根 30g。

（三）和胃降逆

化疗药物刺激胃肠，引起消化道反应，可见恶心呕吐，腹胀食少，呃逆频作，嗳腐食臭，肢体倦怠，舌苔白腻，脉沉滑等脾胃升降失常、痰湿内阻症状，治以健脾和胃，降逆止呕。可用香砂六君子汤加旋覆花 10g、代赭石 30g（先下）、藿香 10g、竹茹 10g 等。

（四）调和肝脾

1. 化疗药物性肝损害：ALT 增高，恶心厌油腻，纳差乏力，肝区不适，腹胀便溏，或皮肤黄疸、尿黄，舌红苔白，脉弦者，属于肝郁脾虚，湿热留恋证，治用逍遥散加茵陈 15g、金钱草 30g、连翘 10g、土茯苓 30g、厚朴 10g、陈皮 10g 等，以调和肝脾，清利湿热。

2. 腹部肿瘤手术后再用放化疗：腹胀、矢气多，或腹部绞痛、刺痛，大便不畅，或大便干燥难下，小便黄，下肢轻度水肿，舌红，脉细弦者，属于肝脾不和，血瘀气滞证，治以当归芍药散，重用当归 15g、白芍 30g，再加橘核 10g、荔枝核 15g、乌药 10g、延胡索 10g、火麻仁 10g、郁李仁 10g 等，以养血柔肝，活血行气，散结止痛，润燥通便。

❖ 五官科病证 ❖

中医内科古称"大方脉"，即应用脏腑经络辨证的方法不仅可以诊治内科病证，而且还能诊治五官形体或妇、儿科疾病。祝氏提倡临床医师要学会做多面手，如治疗五官病证，根据"有诸内必形于外"的认识原则，认为在体表之五官七窍是反映内脏功能的重要器官，因而从调理脏腑经络功能着手，可避免发生头痛医头，脚痛医脚的弊病，体现出中医整体观念之特点。

（一）急性结膜炎

俗称"红眼病"，以白睛红赤肿痛为临床表现，具有一定流行性。祝氏认为系风热毒邪侵袭肝、肺二经所致，肝开窍于目，白睛为肺所主，火热之性炎于上，治疗以祛风清热，解毒明目为原则。

主症：患眼白睛突然红赤肿痛，畏光流泪，伴恶风、流涕、口渴、尿黄、舌红苔薄白、脉浮数等风热表证，常用银翘散合龙胆泻肝汤加减：

银花10g，连翘15g，龙胆草10g，黄芩10g，柴胡10g；菊花10g，薄荷10g，蝉衣10g，荆芥5g，防风10g，车前子10g，生地10g，白茅根30g，生甘草6g。

口干咽痛加牛蒡子、桔梗各10g；大便干燥加草决明30g、生大黄5～10g；结膜出血加大蓟10g、槐花10g；畏光流泪加白蒺藜、木贼草各10g。

（二）中老年眼底病

中老年人随年龄的老化，眼底（包括视网膜、视神经、黄斑部）血管的弹性发生改变，影响局部的血液循环，加之再患有高血压、高脂血、糖尿病等疾病，可逐步发展至眼底动脉硬化、或血管痉挛、充血，或血管阻塞、出血，或炎性渗出水肿，均能导致视力下降甚至失明。也有些老年性白内障影响视力，中医称之为圆翳内障。

祝氏认为中老年眼底病与肝肾功能失调有关。肝藏血，开窍于目，肝受血而能视；肾藏精，目为脏腑精华所注。肝肾精血不足，气血不能上注于目则视力下降或失明。又因肝主气机疏泄，气帅血行；脾主运化水湿，为生痰之源，故眼底病常伴气滞、血瘀、痰湿等病变。治疗大法以补益肝肾精血为主，辅以清热、行气、活血、化痰、止血等法。

1. 肝肾阴虚型

症见视物昏蒙或视一为二，视力逐渐下降，兼头晕耳鸣；口干目涩，腰膝酸软，舌偏红，脉弦细。可见于高血压眼底血管痉挛、视网膜炎症等。

治以滋补肝肾，养血明目。方用杞菊地黄汤加钩藤10g，薄荷10～15g，白蒺藜、黄芩、夏枯草、密蒙花、青葙子各10g。重用薄荷散风明目，清热除翳乃祝氏临床体会所得。

如上述证候较重，视物昏暗甚或失明，目涩畏光，口干便秘等，宜用明目地黄丸加味。本方即杞菊地黄丸加当归、白芍、石决明、白蒺藜而成，养血清肝明目功效更强。如血压增高加苦丁茶、夏枯草；目睛胀痛加青葙子、黄芩；失眠多梦加枣仁、五味子、大便干燥加火麻仁、郁李仁。

2. 肾阴虚肝火旺型

症见两目干涩，内障目暗，目眦多黄，口苦眼胀，头痛头晕，心烦易怒，舌红苔黄，脉弦数；可见于青光眼、白内障、老年黄斑区病变等。

治以滋阴降火，清肝明目。方用石斛夜光丸加减，即杞菊地黄丸加石斛、天麦冬、生地、青葙子、草决明、黄连、甘草、羚羊角粉、水牛角粉组成。如青光眼头痛加代赭石 30g，车前子 15g；白内障加木贼 15g、蝉衣 10g；黄斑水肿加茯苓 15g，车前子 15g；眼底出血加茜草 10g、三七粉 3g（分冲）。

3. 肝火旺盛型

症见两目充血，目珠刺痛，头痛头胀，性急易怒，面红火升，口苦胸闷，大便干燥，舌黯红，脉弦。

治以疏肝解郁，凉血清热，方用逍遥散加味：

丹皮 10g，黄芩 10g，黄连 5g，柴胡 10g，薄荷 10g，当归 10g，白芍 20g，茯苓 10g，菊花 10g，白蒺藜 10g，木贼 10g，枸杞子 10g，白茅根 30g，生甘草 6g。

4. 瘀阻目络型

症见眼底血管阻塞或眼底出血日久机化，视力减退明显，舌质紫黯有瘀点，脉细涩。

治以逐瘀通络，养肝明目。方用血府逐瘀汤去牛膝加茺蔚子 10g、丹参 30g、丹皮 10g、茜草 10g、生蒲黄 10g（包）、白芷 10g、菊花 10g。如增殖病灶明显加三棱、莪术各 10g；目涩加女贞子、制首乌各 10g。

祝氏总结出中老年眼底病的保健要诀：常远望，常视绿，免辛辣，禁烟酒，少电视，不发怒，定能耳聪目明，思维敏捷。

（三）耳鸣与耳聋

耳鸣指耳内自觉鸣响，或如蝉蚊，或如潮声，妨碍听力而言；耳聋则是听力减退，甚至丧失。二者均属耳窍病变，关系密切，治法类同。常见于急慢性中耳炎、高血压、神经衰弱、氨基糖甙类抗生素中毒等西医疾病。

祝氏认为耳鸣耳聋有虚实之分：肾开窍于耳，肾精不足耳窍失养属虚；肝胆火盛，循经上扰，耳窍不灵属实。

153

1. 肾精不足

症见耳鸣耳聋兼头晕目眩，腰膝酸软，五心烦热，日久不愈，耳鸣如蝉，时轻时重，舌淡红，脉沉细。

治以滋补肝肾，益精开窍。方用杞菊地黄汤加菖蒲 10g、细辛 3g、蝉衣 10g、路路通 10g、五味子 10g 治之，或用耳聋左慈丸加味。如确诊为氨基糖甙类抗生素中毒所致者，宜重用杜仲、补骨脂、女贞子、川断、黄精、菟丝子等补益肾气药物。

2. 肝胆火盛

症见暴聋或突然耳鸣，如雷如潮，面热头痛，口苦咽干，心烦易怒，便干尿黄，舌红苔黄，脉弦数。

治以清肝泻火。如兼发热恶寒，寒热往来乃少阳郁热，循经上扰，耳窍失灵，祝氏用小柴胡汤加银花10g、连翘15g、板蓝根15g、丹皮10g、栀子10g、桔梗10g、枳壳10g等清泄少阳。大便干燥者用大柴胡汤加上述药物。如郁怒伤肝，化火上冲，耳道肿痛，耳内流脓，可用龙胆泻肝汤合黄连解毒汤加银花、连翘、地丁、丹皮等药。日久不愈，肾阴受损，耳鸣耳聋，五心烦热，两胁胀痛，可用丹芩逍遥散合六味地黄汤加菖蒲、蝉衣、五味子、路路通等药。

（四）慢性鼻炎、鼻窦炎

中医称为鼻渊或脑漏，以鼻塞不通，时流浊涕，头昏脑胀，嗅觉减退为主症，有的可见前额或两颧疼痛，每因感风寒后诱发加重。

祝氏认为凡慢性鼻炎或鼻窦炎均与反复感受风寒有关，鼻为肺窍，风寒郁而化热，气机不利，上扰鼻窍则鼻塞流涕，头昏头痛。经验方是用《伤寒论》中四逆散加味：

柴胡10g，枳实10g，白芍10g，炙甘草6g，辛夷10g，白芷10g，茯苓15g，生苡仁30g，桔梗10g。

本方可疏肝通窍，利湿排脓，散寒宣肺。如前额头痛加薄荷10g，葛根10g；鼻塞不通加菖蒲10g、细辛3g；流黄脓涕加银花10g、连翘15g、鱼腥草30g等清热解毒药。

（五）变态反应性鼻炎

以发作性打喷嚏、鼻痒、鼻塞、鼻流清涕为主症，遇风冷则发，有时频繁打喷嚏十几个或几十个方止，中医谓之鼻鼽。西医则认为与过敏有关，常伴有哮喘或皮肤荨麻疹等病。

祝氏认为其病机以阴虚肺热，复感风寒居多，治疗以养阴清热，疏风散寒为主。常用验方过敏煎（银柴胡10g，防风10g，乌梅10g，五味子10g，生甘草6g）加辛夷10g，苍耳子10g，细辛3g，薄荷10g，蝉衣10g。如辨证属外寒内饮，肺窍不利，亦用小青龙汤加辛夷、苍耳子、白芷、菖蒲等治疗。

（六）声音嘶哑

突然声音嘶哑，甚至不能发音者，中医称为失音、喉喑。多见于急性喉炎、用嗓过度、声带麻痹或甲状腺手术切除时损伤声带所致，慢性失音逐渐加重可能为局部肿瘤压迫喉返神经。

祝氏认为声音嘶哑其标在肺，其本在肾。因肺属金，喉为肺之门户；肾脉上系于舌，终于会厌。外邪闭肺或肺阴受损，肾阴不能上承均可致声音嘶哑，所谓"金实则无声，金破碎亦无声。"治疗常用诃子亮音丸清咽利喉，敛肺开音：

诃子肉60g（生、煨各半），苦桔梗60g（生、炒各半），凤凰衣30g（或用蝉衣代），甘草60g（生、炒各半），冰糖250g。先将前4药共研为极细末，再将冰糖置大铜锅内，加热熔化成糖稀，兑入药末，揉合为丸，如弹子大小，晾凉封储备用。频频含服。亦可改为汤药，随证加入升麻、山豆根、板蓝根、蒲公英等清热解毒，利咽消肿。

（七）咽喉肿痛

急性咽喉炎、扁桃体炎属上焦蕴热，闭塞咽喉，常伴发热寒，口干咽燥，咳嗽痰黏，舌红苔黄，脉数。治宜清热解毒，疏风利咽，用银翘散加减：

银花10g，连翘15g，板蓝根15g，升麻10g，蒲公英30g，桔梗10g，薄荷10g，牛蒡子10g，荆芥5g，山豆根10g，生甘草6g。发热加芦、茅根各30g，柴胡10g；大便干加酒大黄10g。

慢性患者反复发作，属肺肾阴虚，虚火上灼，常伴咽干咽痒，干咳无痰，五心烦热，舌红少苔，脉细数。治宜滋阴降火，清热利咽，方用养阴清肺汤或六味地黄汤加升麻、蒲公英、桔梗、生甘草、山豆根等。同时嘱患者用六味地黄丸（蜜丸）1/4丸徐徐在口中嚼化，每日4次，以发挥局部治疗作用。

（八）口舌溃疡

又称口疮、口疳或口糜，病本属心脾，心开窍于舌，脾开窍于口，心主火，脾主湿，心脾伏热，湿热交结，时发时止，缠绵难愈。如证见上热下寒，口舌溃疡而大便溏泄者，祝氏用甘草泻心汤加升麻、蒲公英、菖蒲、生蒲黄、白术等泻心火，燥脾湿。方中虽有半夏、

156

干姜、党参辛温之品，因配伍生甘草、黄芩、黄连苦寒之药监之，且寓"土厚火自敛"之意。

情志伤肝，五志化火，肝经郁热者伴心烦易怒，胸闷胁胀，口苦苔黄，脉弦数。治用丹芩逍遥散加味清肝泻火；心肾不交，虚火上炎者伴失眠多梦，五心烦热，遗精早泄，舌红无苔，脉细数。治以知柏地黄汤加玄参、木通、竹叶、生甘草之类治之。

（九）齿痛或牙龈肿痛

牙齿属肾，牙龈属胃，凡齿痛或牙龈肿痛皆从滋肾清热和清泻胃火治之。此外牙痛与大肠实热上蒸有关，也可用清热通便法治疗。

胃与大肠实热熏蒸属实证，表现为牙痛牵引头脑，面热喜冷，口干思饮，牙龈化脓，大便干燥。治以清热泻火。通便解毒，方用清胃散合黄连解毒汤加减：

当归10g，升麻10g，黄连10g，丹皮10g，生石膏30g（先下），生地10g，黄芩10g，黄柏10g，栀子10g，蒲公英30g，生甘草6g。大便干燥加生大黄10g。

肾阴不足虚火上炎属虚证，表现为牙痛隐隐，牙根浮动，虚烦失眠，口干咽痛，腰膝酸软，舌红少苔，脉细数。治以滋阴降火，方用知柏地黄汤加牛膝、细辛、升麻、黄连等。

（十）三叉神经痛

是一种原因未明的以面部三叉神经分布区域内发作性剧痛为特征的顽固性疾病，属于中医面痛、偏头风等范畴。祝氏分两型论治。

1. 风寒袭络，筋脉闭阻

发作性面痛，串及额头或耳前，咀嚼、刷牙时疼痛加剧，不敢触摸，局部怕风冷，时有面肌抽动，舌淡黯，脉弦紧。治以祛风散寒，解痉止痛，方用葛根汤加味：

麻黄 3～5g，葛根 15～20g，桂枝 10g，白芍 10g，炙甘草 6g，川芎 10g，防风 10g，羌活 10g，钩藤 10g，细辛 3g，生姜 3 片，大枣 5 枚。

2. 肝胆郁热，火扰于面

发作性面部灼痛、刺痛，面红口苦，目眦多泪，耳鸣头晕，心烦易急，大便干结，舌红脉弦。治以养血疏肝，清热解痉，方用丹芩逍遥散加味：

丹皮 10g，黄芩 10g，柴胡 10g，当归 10g，白芍 20g，细辛 3g，生地 10g，钩藤 10g，白芷 10g，川芎 10g，菊花 10g，白蒺藜 10g，地龙 10g，炙甘草 6g。

❀ 月 经 失 调 ❀

月经失调主要指月经周期和经量的异常。祝氏治疗重在调理气血和补益脾肾。因为妇女以血为本，月经的主要成分是血，孕、产、育期间易于耗血，故常处于血不足而气偏盛的气血失调状态。气血旺盛，冲任盈满则月经时至，否则会出现月经先期、后期、先后不定期、量多、量少的病情。至于补益脾肾，也与气血生成的物质基础密切相关，正如《景岳全书·妇人规》所说：

"调经之要，贵在补脾胃以滋血之源，养肾气以安血之室，知斯二者，则尽善矣"。

（一）月经先期，凉血清热为主

月经先期系指月经周期每月提前7天以上，甚至半月一行者。《丹溪心法》曰："经水不及期而来者，血热也"。故祝氏认为本证的主要病机是热扰冲任，血海不宁。无论虚热或实热，均可用丹芩逍遥散加减以凉血清热，疏肝解郁。如虚热加生地、白茅根、地骨皮、白薇；实热加黄连、栀子、大蓟、小蓟；兼有肝郁加香附、川楝子、陈皮等。有时也用上海验方（生地、白芍、女贞子、旱莲草、槐花、茜草、大蓟、小蓟、生蒲黄）加减以育阴清热，凉血固冲。但不宜久用寒凉，以免留瘀。

治验举例：于某，女，20岁。1992年8月17日初诊。主诉月经先期1年，每月提前8～15天，量多，色鲜红黏稠。末次月经7月28日，伴口干心烦，头晕腰酸，多梦便干，舌红苔白，脉细弦滑。证属阴虚血热，迫血妄行，治以育阴清热，凉血止血。药用：生地15g，白芍30g，女贞子、旱莲草、槐花、茜草、大蓟、小蓟、生蒲黄、荆芥炭、艾叶炭、菟丝子各10g，川断15g，桑寄生20g。服药期间，8月24日经至，血量中等，诸症改善，6天净。改服加味逍遥丸、知柏地黄丸巩固，月经周期恢复正常，未再反复。

（二）月经后期，温经开郁为纲

月经后期指月经周期每月推后八九天，甚至四十、五十天一行者。祝氏认为主要有血寒与肝郁两型：血寒多因经期冒雨感寒或恣食生冷，血为寒凝，阻滞冲任；肝郁乃因情志不畅，气郁血滞而成。两者常相兼为病，故常以艾附四物汤（艾叶、香附、当归、川芎、赤芍、白芍、生地、熟地）为主温经散寒，开郁行气。如实寒加桂枝、小茴香、乌药；虚寒加肉桂、吴茱萸、仙灵脾；气滞加柴胡、枳壳、陈皮；血瘀加丹参、鸡血藤、益母草。如由于气血两虚，血海不盈，月经后错者，祝氏常选圣愈汤加丹参、鸡血藤、益母草、王不留行、月季花等益气养血，活血调经。

治验举例：李某，女，19岁。1993年8月22日初诊。主诉月经后期半年。因行经期过食冷饮出现每次月经延后半月甚至两月一行。末次月经7月8日，经色黯黑有块，伴下腹疼痛，喜暖怕冷，腰酸腿软，白带量多，舌苔白，脉沉细。证属寒客胞宫，冲任不畅。治以温经散寒，通调气血。用艾附四物汤加炒小茴、乌药、丹参、鸡血藤、益母草、王不留行、月季花治疗。服药3周后，改用茴香橘核丸、乌鸡白凤丸，分早晚两次服。如此调治两月，经期恢复正常。

（三）月经先后无定期，疏肝兼顾补肾

经期不准，先后无定，称之为月经先后无定期。祝氏认为本证主要是肝郁与肾虚导致的气血失调、血海蓄

溢失常，尤以肝郁气滞、疏泄失常多见。凡肝郁血虚，疏泄不畅引起月经无定期者，治以逍遥散加生地、熟地、香附、益母草疏肝解郁，养血调经；因肾虚不固，封藏失职引起月经无定期者，治以杞菊地黄汤加菟丝子、女贞子、川断、益母草补益肾气，调理冲任。

治验举例：刘某，女，40岁。1994年5月10日初诊。月经不调2年。自1992年人流术后月经先后无定期，20～60天一潮。末次月经5月5日，经色黯淡，血量中等，5天干净，伴腰酸腿软，乏力头晕，口干心烦，尿频，舌黯淡，苔白，脉细滑。证属肝肾不足，冲任失调。治以滋补肝肾，养血调经，用杞菊地黄汤加女贞子、旱莲草、菟丝子、川断、桑寄生、鸡血藤、益母草、车前草调治两月余，经期恢复正常，诸症改善。易用杞菊地黄丸、八珍益母丸巩固疗效。

（四）经间出血，培补脾肾为本

两次月经之间周期少量阴道出血，称为经间出血，相当于西医的排卵期出血。祝氏认为主要因脾肾亏损导致。此时正值冲任气血日渐充盛，宜于种子时机。脾虚统血失职，肾虚冲任不固，影响气血协调，血海不藏则见经间出血。如以脾虚为主兼有肾亏，临床以带下量多、伴有少量出血为特点，可用完带汤加生熟地、茜草、乌贼骨等健脾燥湿，固冲止血；如以肾亏为主兼有脾虚，常伴腰酸腿软，五心烦热，常用知柏地黄汤加生黄芪、当归、白芍等滋阴补肾，调经养血。也有的经间出血表现为气血两虚证，则用圣愈汤合寿胎丸（菟丝子、川断、桑寄生、阿胶）益气养血，补肾固冲。

治验举例：徐某，女，39 岁，1992 年 7 月 14 日初诊。经间出血 1 年。患者 1 年前受凉后出现经间少量出血，持续 1～2 天即净。伴白带量多，腰酸腹胀，乏力便溏，心烦急躁。既往流产两次。末次月经 6 月 30 日，经量多、舌黯红，脉细滑。辨证为脾肾两虚，湿热内扰。治用完带汤加艾叶炭、丹皮、知母、黄柏、女贞子、生龙骨、生牡蛎等。服药 2 周后白带止而经间出血减少。嘱服知柏地黄丸、千金止带丸以善后治疗。

崩　漏

崩漏属于不规则阴道的出血：经血非时而下，出血量多，来势急剧的称为血崩或崩中；出血量少，淋漓不绝的称为漏下或经漏。但二者可以相互转化，所谓"崩为漏之甚，漏为崩之渐"，故合而言之为崩漏。西医诊断为功能性子宫出血、盆腔炎、子宫肌瘤以及更年期内分泌紊乱等疾病均可以发生崩漏症。

关于病因病机，陈自明《妇人大全良方》说："妇人崩中漏下者，由劳伤血气，冲任之脉虚损故也。"明代方约之主张以"塞流"、"澄源"、"复旧"三步法治疗崩漏，有一定临床指导意义。祝氏认为崩与漏在病情上虽有轻重缓急的区别，但冲任受损不能约制经血之病机则一。细审其因又有热、瘀、虚三端，尤以虚为多见。治疗时重视调经，强调固摄冲任，补益气血：暴崩如注亟宜固气止血以防其脱；血止之后调理肝、脾、肾三脏澄其源；终以益气养血、培补脾肾以正其本。常分 3 型论治。

1. 热伤冲任，迫血妄行

素体阳盛或阴虚火旺，或五志过激，郁而化火，灼伤血海，冲任不固而致出血量多，涌急如崩或淋漓不断，或每月经行两次，经血黏稠，色深夹有血块，伴面红口干，心烦多梦，五心烦热，小便短赤，苔黄脉数。

治宜育阴清热，凉血止血。常选用上海第一医学院验方加减：生地 10g，白芍 10g，女贞子 10g，旱莲草 10g，大、小蓟各 10g，炒槐花 10g，生蒲黄 10g，茜草根 10g。

如经量极多加荆芥炭、地榆炭、侧柏炭；夹有血块加丹皮、三七粉、贯众炭；腰酸膝软加川断、桑寄生、菟丝子；大便溏薄加苍术、白术、生薏仁。盖血得热则行，得寒则凝。傅青主云："冲脉太热而血即沸。血崩之为病，正冲脉之太热也。"故本方育阴即可止血，清热即能固冲；止血而不留瘀，清热而不败胃，于补阴之中行止崩之法，确有实效。

本型若属肝郁血热，迫血妄行，常伴少腹胀痛，胸闷胁胀，每因郁怒而发病者，宜清肝解郁，止血固冲，祝氏常用丹芩逍遥散加生地、熟地、香附、荆芥炭、艾叶炭等治疗。

2. 脾肾两亏，气不摄血

或因久病体虚，脾失健运，统血无权，血随气陷；或因早婚多产，房室失节，斫伤肾精，封藏失职，均可导致经血错乱，崩中漏下。症见骤然血崩，下血如注；

163

或漏下日久，淋漓不绝。伴心悸气短，头晕眼花，面目浮肿，小腹空坠，腰酸膝软，舌淡胖，脉细弱。

治宜益气养血，培补脾肾。方用圣愈汤加味：生黄芪 30g，党参 10g，当归 5g，川芎 5g，生、熟地各 10g，白芍 10g，荆芥炭 10g，艾叶炭 10g，茜草根 10g，乌贼骨 15g，丹皮 10g，川断 15g，桑寄生 20g，菟丝子 10g。

方中当归、川芎一般仅用 5g 甚或不用，虑其辛温走散，不利于出血。乌贼骨配茜草根收敛燥湿、凉血止血源自《内经》四乌贼骨一藘茹丸。如血块多加生蒲黄、血余炭；有热加生地榆、生侧柏；有寒加炮姜炭、肉桂；心慌加麦冬、五味子。

本型如经量极多，暴崩如注，阳气欲脱者，应本着"急则治其标，缓则治其本"的原则，可速用独参汤浓煎频服，以固其脱。势缓后若以脾虚气陷为主，常兼见神疲乏力，气短懒言，心慌汗出，纳差便溏者。治以补脾升阳，兼以养血，用自拟补中升清汤：生黄芪 30g，党参 10g，白术 10g，柴胡 10g，黑升麻 10g，黑芥穗 10g，当归 5g，生、熟地各 15g，阿胶（烊化）10g，甘草 5g。若以肾虚封藏失职为主，常兼见腰痛如折，小腹隐痛，卧位时经量减少，立起时经量增多者，治以补肾固冲，充盈奇经，用五子衍宗丸去车前子，加生、熟地各 10g，白芍 10g，阿胶（烊化）10g，紫河车 15g，杜仲 15g，补骨脂 10g 等。

3. 冲任虚寒，瘀滞胞宫

多因经期贪凉饮冷，寒湿内侵；或经期闪挫损伤、过服苦寒之药等致寒凝瘀阻，血不归经。症见经血淋漓不净，血色紫黑有块，小腹胀痛，喜暖拒按，舌质黯，有瘀斑或瘀点，舌下静脉怒张，脉沉涩或弦紧。

治宜温经散寒，化瘀止血。常用少腹逐瘀汤加减：炒小茴香 10g，干姜 5g，肉桂 3g，生蒲黄 10g，五灵脂 10g，当归 10g，川芎 10g，赤芍 10g，延胡索 10g，香附 10g，艾叶 10g，三七粉 3g（冲），茜草 10g，炙甘草 5g。

寒象不著可去小茴香，肉桂等，加乌药、荔枝核等理气止痛药。祝氏发现瘀血崩漏中有部分病人经西医 B 超确诊为子宫肌瘤者，中医统称为癥积。常见经期紊乱，带经日久，淋漓不绝，治宜攻补兼施、软坚消癥。一般在月经干净后先服 20 天软坚消癥丸（药见"方药纵横"篇），待下次经期来临，改投 8～10 剂益气养血、培补脾肾的汤药以控制月经过多。连服数月，易于奏效。

祝氏治疗崩漏，每视病情变化配合以下治法加强治疗作用。

收涩塞流法：暴崩急症，经血量大，骤下不止，应用本法可防止气血暴脱，常用生地炭、熟地炭、莲房炭、棕榈炭、川断炭、杜仲炭、乌梅炭、山萸炭等，或选用乌贼骨、桑螵蛸、金樱子、五倍子、芡实米、黄鱼鳔等 2～3 味。但血止后即停用，以免涩后留瘀。

填补精血法：崩漏日久，正气不足，肝血肾精亏损，宜选用阿胶、龟甲胶、鳖甲胶、紫河车等血肉有情、厚味胶质之品进行填补真阴，参入益气养血方中久服，使阴生则阳旺，精充则血足。

《 闭 经 》

闭经是妇科常见的病证，治疗不易奏效。西医认为系由于下丘脑—垂体—卵巢—子宫轴的各个环节功能障碍所致，常用激素替代的人工周期疗法治疗，但停药后每易复发，效果欠佳。中医则辨证结合辨病，着眼于整体的调整，使脏腑气血阴阳之平衡而达到治愈目的。

（一）调虚实，气血为纲

闭经原因繁多，诚如清代医家吴本立所说："经闭之由，必有所因。或月事适至，因渴饮冷物及坐冷水洗浴，寒气内入，血即凝滞，遂令经闭。或因堕胎多产而伤其血，或因久患潮热而消其血，或因久发盗汗而耗其血，或脾胃不和饮食减少不能生血，凡此之类皆令人经闭。"祝氏认为：妇女以血为本，月经的主要成分是血，但血的生成、统摄、运行有赖于气，气的营养又来源于血。气血相互资生，相互为用，关系密切，故有"气为血帅，血为气母，气行则血行，气滞则血瘀，血瘀气亦滞"之说。气血协调则五脏安和，经脉通畅，月事以时而下。因此，祝氏治疗闭经首重气血，以气血为纲。

闭经原因虽多，归纳起来不外虚实两类，虚者多为气血亏损，血海空虚，无血可下，或肝肾两虚，精血不足，实者多因气滞血瘀，瘀血内阻或寒凝血滞，胞脉不通，血不下行。祝氏根据虚则补之，实则泻之的原则，分别采用益气养血，填精补髓，行气活血，散寒通经的治法使气血调和，冲任充盈，经血自下，若虚实夹杂则攻补兼施，常分两型辨证论治。

1. 气血两虚型

体质素弱或劳倦过度，以及生育过多，反复流产，刮宫过度或各种原因大量失血，导致血海空虚，冲任失养，而经闭不行。常见面色无华，头晕目眩，乏力神疲，心悸气短，腰膝酸软，舌淡苔薄白，脉沉细。治宜益气养血通经为主，方用圣愈汤（黄芪、党参、当归、川芎、熟地、赤白芍）加丹参、益母草、鸡血藤、川断、女贞子等药。

2. 气滞血瘀型

七情内郁，五志过极，精神过度紧张而使肝气郁结，气机不畅，血瘀不行，则冲任受阻，经闭不行。证见胸胁胀闷，乳房胀痛，心烦易怒，小腹胀坠，舌质黯，有瘀斑或舌下络脉瘀紫，脉弦。祝氏治疗时根据气滞与血瘀情况侧重不同而选方用药。

气滞为主，用逍遥散（柴胡、薄荷、当归、芍药、茯苓、白术、甘草）加味以疏肝解郁，养血调经，在诸多行气药中，祝氏喜用香附，该药芳香走窜有疏肝解郁、除三焦气滞之功，李时珍称其"气病之总司，妇科之主帅"，诚为调经之良药。

血瘀为主则根据瘀血之轻重分别治之。一般说闭经未久，瘀血尚轻用桃红四物汤（桃仁、红花、熟地、当归、芍药、川芎）；闭经日久瘀血较重用血府逐瘀汤（柴胡、桔梗、枳壳、桃仁、红花、川芎、芍药、熟地、

167

当归）去牛膝改益母草，以活血化瘀，理气通经。祝氏认为后方中柴胡、桔梗二药可引药上行于脑部，治疗垂体性闭经有效。另外对于血瘀兼有寒象者，祝氏常用艾附四物汤（艾叶、香附、熟地、当归、川芎、芍药）加益母草、丹参、鸡血藤、王不留行等，以温经散寒，活血通经。

（二）理冲任、肝肾为本

冲任二脉内联脏腑，隶属肝肾，冲任之气的盛衰直接影响月经之盈亏，所以补益肝肾即可以调理冲任。肝主藏血，司血海，女子以肝为先天，肝血充盈，肝气畅达则冲盛任通，月事以时下，若肝虚血枯或气郁肝脉，轻者月经稀发，重者渐成经闭。肾主藏精，为先天之本，天癸来源于先天肾之精气，靠后天之精的不断补充，肾精不足，无源化血，则冲任空虚无血以下，如《医学正传》所云："月经全藉肾水施化，肾水即乏，则经水日以干涸。"所以祝氏治疗时非常重视肝肾功能，认为调冲任，养肝肾是治本之举，实践证明，补肾能够提高雌激素水平，促进卵泡的发育。

肝肾两亏型闭经常见于子宫、卵巢发育不良，无排卵性以及激素水平过低的病人。祝氏认为是因先天肾之精气未充，或多产房劳，人流术后刮宫损伤肝肾，致冲任失养，症见：头晕耳鸣，腰膝酸软，舌质淡黯，脉细弱等。肝肾不足者，治宜滋肾柔肝，养血调经，方用一贯煎（枸杞子、沙参、麦冬、当归、生地、熟地、川楝子）加女贞子、川断、丹参、鸡血藤、益母草等养血通络之品。若烘热汗出者加黄芩、黄连；性急易怒加香附、郁金；腰疼加桑寄生、菟丝子、金毛狗脊；大便干燥者加制首乌、生白芍。若伴有阳虚加仙茅、仙灵脾、韭菜子、蛇床子等于水中补火，以冀阴中求阳。肾气不足者治宜补肾填精，阴阳并调。方用：五子衍宗丸（枸杞子、菟丝子、五味子、覆盆子、车前子）加川断、女贞子、紫河车、丹参、鸡血藤等加强益肾养血通经之效。

补肝肾，调冲任药中祝氏必用川断、女贞子，此乃一组对药，古医书记载此二药可治女子性冷感症，祝氏体会其有提高性腺功能，促进排卵作用。另外对于一些30余岁便出现闭经，同时出现烦躁烘热出汗等类似更年期症状者，祝氏认为此属"早衰"，为肝肾不足，冲任虚损所致，故多以此法治疗，补肝肾，理冲任，以固其本。

（三）审病机，随证化裁

历来医家遵"闭经者，闭阻也"之义。治疗每用"闭而通之"之法。但祝氏根据临床所见，认为本病实证者少，虚证或虚实夹杂者居多，治疗以顾扶正气为主，同时通经活血，用药多选用鸡血藤、丹参、益母草、月季花等既补血养血又能通经之品，以免攻伐太过，徒伤正气。只有在正盛邪实，久闭不通时才加用苏木、王不留行、刘寄奴、路路通等破血通经的药物。血具有"寒则涩而不流，温则消而去之"的性质，故闭经因外感寒湿或兼有寒象者，常加桂枝、干姜、吴茱萸、小茴香等温经祛寒之类，以助生发之机。

由于闭经为妇科难治病证，故治疗疗程较长，且停药后又有再闭之可能，故祝氏常采用汤剂与丸剂分阶段治疗的方法。即在月经未行之前，先用汤剂调治，一旦经血来潮，易以丸药培补气血，滋补肝肾，为下次月经来临做准备工作。丸药常用：女金丹、八宝坤顺丸、人参养荣丸、安坤赞育丸、河车大造丸等。待下次行经前1周，再根据病情投以汤剂。如此汤丸交替治疗，既减少了每日熬药之麻烦，又可巩固疗效。

《 痛 经 》

痛经亦称经行腹痛，为妇女最痛苦之疾病，严重者常伴恶心呕吐、手足厥冷、出虚汗，甚至昏厥，大多发生于中、青年妇女。西医一般按病因分为原发性痛经与继发性痛经两类：原发性痛经认为与子宫内膜周期性释放致痛物质——前列腺素，引起子宫肌肉痉挛，局部血供障碍有关；继发性痛经则多见于子宫内膜异位症或子宫腺肌病，由于异位在盆腔等部分的子宫内膜不能排出，痛经程度严重且难以治愈，个别有采用大剂量孕激素的假孕或假绝经疗法，甚至手术切除子宫的治法以解除痛经，但副作用多，远不如中医辨证论治的效果。

祝氏认为，妇女以血为主，月经为血所化，月经运行的正常与否和气血是否充盈、流畅密切相关。痛经可由多种原因导致，究其基本病理是脏腑功能失调，气血运行不畅，气滞血瘀，胞脉受阻，不通则痛。对痛经证候的辨识，祝氏则倡《景岳全书·妇人规》的虚实之说："实痛者多痛于未行之前，经通而痛自减；虚痛者多痛于既行之后，血去而痛未止，或血去而益甚；大都可按可揉者为虚，拒按拒揉者为实。有滞无滞，于此可察，但实中有虚，虚中亦有实，此当于形气禀质兼而辨之。"因此，大抵经前痛、经间痛者属实证，经后痛者属虚证；痛而拒按者属实，喜按者属虚；刺痛为热为瘀，疗痛为寒为虚；痛甚于胀者为血瘀，胀甚于痛者为气滞；腰腹坠痛属气虚，绵绵作痛属血虚。治疗原则以通调气血为要：气虚者补之，血虚者养之，寒凝者温之，热结者清之，血瘀者逐之，气滞者行之，故经脉充盈和经血流畅则痛经自除。

经前痛和经间痛以气滞血瘀、寒客胞脉者居多，常分4型论治。

1. 气滞型

因七情所伤，肝郁气滞引起。症见下腹胀痛，甚或痛引两胁，乳胀或乳痛，胸闷太息，烦躁易怒，经行不畅，月经量少或有血块，行经后疼痛可缓解或消失，舌红黯，脉弦。

治宜疏肝行气，散结止痛。方用柴胡疏肝散加川楝子、延胡索、乌药、橘核各10g，荔枝核15g等。

2. 血瘀型

气滞日久，结为血瘀，症见经行时腹痛剧烈难忍，刺痛拒按，胸胁乳房胀痛，经色紫黑有块，排出后痛减，舌质黯有瘀斑瘀点，脉沉涩。

治宜活血祛瘀，行气止痛。方用血府逐瘀汤去牛膝加生蒲黄（包）、五灵脂、香附各 10g，益母草、鸡血藤各 30g。

3. 寒凝型

临床多见于青年妇女，由于经期冒雨涉水或过食生冷，寒湿之邪客于胞脉，因"血得温则行，遇寒则凝"，以致寒凝血滞，胞脉不畅，不通则痛。症见少腹冷痛，月经后期，经量不多，遇寒加重，得温则舒。痛甚则手足冰冷，汗出，恶心呕吐，大便稀溏。舌淡黯，脉沉紧。

治宜温经散寒，祛瘀止痛。方用艾附四物汤（艾叶、香附、当归、熟地、川芎、赤芍、白芍）加乌药、炒小茴、延胡索、橘核各 10g，荔枝核 15g 治疗。

4. 瘀热型

肝郁化火或湿热内蕴，灼伤血液，使血黏稠而血行不畅，多见于盆腔有炎症者。症见少腹刺痛，灼热感，经期提前，经量或多或少，伴紫黑血块。平素白带量多黏稠，腥臭味，腰痛，口干便秘，舌红苔黄腻，脉滑数。

治宜清热化瘀，调经止痛。方用桃红四物汤加黄连5g，月皮、香附、莪术、延胡索各 10g。带下腥臭加败酱草 30g、地骨皮 15g 以加强清热解毒之力。

经后痛一般是气血虚弱或肝肾两亏，以致胞脉失养，不荣则痛，常分以下 2 型。

1. 气血两虚型

由于久病多产，月经过多，气血耗损，冲任不足而症见下腹空痛，或绵绵作痛，伴头晕乏力，心慌气短，月经色淡量少，质稀，舌淡胖，脉细弱。

治宜益气养血，调经止痛。方用圣愈汤加川断15g，桑寄生20g，菟丝子、枸杞子、橘核、荔枝核各10g。若属肝郁脾虚，气血不调，腹部隐痛，便溏水肿，也常用当归芍药散加味以疏肝健脾，行气利湿，缓急止痛。

2. 肝肾亏损型

肝肾素虚或多产房劳，精血不足，血海不盈而症见小腹绞痛，腰痛如折，肛门下坠，月经量少色淡，或见头晕耳鸣，足跟疼痛，舌淡少苔，脉沉细。

治宜滋养肝肾，调经止痛。方用六味地黄汤或一贯煎合四物汤，再加川断15g，桑寄生20g，菟丝子、艾叶、香附、乌药各10g。

祝氏指出，治疗痛经要善于掌握用药时机，重视平时用药调理。一般每次月经干净后到下次月经来潮之前，服20天丸药，如属实证选茴香橘核丸、妇女痛经丸或七制香附丸；虚证选八珍益母丸、人参归脾丸或宁坤养血丸。然后再循辨证原则投以7天汤药，如此连续治疗2～3个月，疗效理想。

《 带 下 病 》

脾胃运化功能低下，带脉约束无力，以致湿邪下注而成带下病，可见于西医的妇女生殖系统炎症或肿瘤等疾病。带下本属人体正常阴液，经脾运化、输布；禀肾收藏、施泄，由任脉主司，受带脉约束，所谓"带下女子生而即有，津津常润，本非病也"。如脾虚运化失职，水湿内停下注任带，或肾气不足，蒸腾无力，封藏失司，湿邪伤及任带均能形成带下病。临床上根据带下颜色的不同，又可分为白带、黄带、赤带和五色带等。

祝氏认为，带下俱属湿证，而其本在于脾胃之虚，带脉失于约束，诚如傅青主所说："脾精不守不能化营血以为经水，反变成白滑之物，由阴门直下欲自禁而不可得也。"白带清稀属寒湿，黄带黏稠属湿热，若湿热更甚，内混血液则成赤带，带下黏稠秽臭或青黄赤白相兼者，名为"五色带"。祝氏悉以完带汤一方加减治之。

完带汤以白术、苍术、山药、党参、甘草入脾胃而大补中气，健脾燥湿；陈皮、柴胡、白芍走肝经而疏理气机，调肝和营；黑芥穗、车前子启上导下，祛风胜湿。该方脾胃肝三经同治，各得其宜，治疗带下时可随证化裁：如带下清稀，如涕如唾，便溏浮肿者属寒湿，加干姜、吴茱萸、白芷、艾叶等；带下黏稠，腥臭有味，腰腹刺痛者属湿热，加黄柏、知母、败酱草、土茯苓等；带中有血加生地榆、生侧柏；腰酸膝软加川断、狗脊；兼肾阴虚加生地、熟地、枸杞子；兼肾阳虚加肉桂、仙灵脾；带下如崩加乌贼骨、桑螵蛸、生白果、芡实等。

急性盆腔炎症见发热腹痛，带下量多如脓腥臭，阴部瘙痒，舌红苔黄腻，脉滑数者名"湿毒带下"，常用止带方（猪茯苓、车前子、茵陈、赤芍、丹皮、黄柏、栀子、牛膝）加芦根、茅根、银花、连翘、败酱草等清热解毒，活血利湿。如发热已退，少腹两侧有炎性包块，属中医癥积范畴，可用上方加三棱、莪术、皂角刺、当归、丹参等活血消癥之品，疼痛甚者加川楝子、延胡索或制乳没等。滴虫性阴道炎可配合外洗药方：川椒 10g，苦参 10g，蛇床子 10g，萹蓄 20g。水煎后外洗阴部，每日 1～2 次。曾治刘某，女，48 岁。白带量多清稀 1 年，劳累后加重，腰酸，乏力，纳差，便溏，月经十余日方净，舌质淡，脉沉细。用完带汤加生地、熟地、川断、桑寄生、菟丝子等脾肾两补，除湿止带，药服 7 剂而告痊愈。

恶阻与胎漏

妊娠恶阻系因胎气上逆，影响脾胃升降功能，常见恶心呕吐，不思饮食，剧者呕吐不能进食，妨碍母胎健康，治宜和胃降逆，清热安胎。胎漏多因肾气不足，封藏失职，或因怀孕期跌仆，损伤胎气而见孕期阴道漏红，小腹隐痛，腰酸坠痛，治宜补益气血，固肾安胎。二者表现虽异，但病机有相通之处，祝氏拟用摄胎饮治疗，颇有效验。

方药组成：黄芩 10g，白术 10g，砂仁 3g，苏叶 5g，白扁豆 15g，川断 10g，桑寄生 10g，菟丝子 10g。

本方用黄芩、白术清热健脾，古人谓之安胎圣药；砂仁、苏叶和胃止呕，降冲脉之逆；白扁豆甘平益胃；川断、桑寄生、菟丝子取裁于张锡纯之寿胎丸以固肾安胎。体虚加生黄芪、党参；下血加阿胶、艾叶；呕甚加竹茹、陈皮；小腹阵痛加白芍、炙甘草。全方通过健脾补肾、清热和胃、降逆止呕而达到调补冲任之目的。

对习惯性流产者祝氏责之脾肾不固，常以补益脾肾药物配成丸药，嘱患者在孕前连服2～3个月，方药为：党参30g，白术30g，茯苓50g，陈皮30g，菟丝子30g，枸杞子30g，覆盆子30g，沙苑子30g，五味子30g，川断60g，杜仲30g，生地、熟地各30g，白芍30g，肉苁蓉60g，紫河车60g，黄精30g，黄芪60g，仙鹤草30g，阿胶（龟甲胶或鳖甲胶亦可）30g。共研细末，炼蜜为丸，每丸重10g，每服1丸，每日2～3次。

不 孕 症

妇女月经、胎孕本为特有之生理现象。《内经》有云："女子七岁，肾气盛，齿更发长。二七而天癸至，任脉通。太冲脉盛，月事以时下，故有子。"可见月经的产生、胎孕的形成皆是肾气、天癸、冲任二脉和胞宫共同发挥作用的结果。妇女婚后久不受孕，若非男方有病，则需进行有关妇科检查：子宫、卵巢是否发育不全？输卵管是否有炎性阻塞？血清及宫颈黏液有无抗精子抗体抑或男女双方血型是否有排异现象等等。亦有因经血不调而致不孕者，则宜首重调经，月经准期，冲任脉盛，自易受孕，所谓"求子之道，莫先调经"是也。若由于患生它病诸如结核、癥积等原因影响受孕者，审其因，寻其源，依病施药，治之匪难。

祝氏认为，妇女不孕症之病因病机虽有数种，但受孕的关键在于肾气的旺盛和精血的充沛。盖肾为先天之本，内寓元阴元阳，主藏精而司生殖。阴阳和则肾精化生肾气，两精相搏，合而成形，故能妊子。倘先天禀赋不足，体质虚弱，或后天失养，房劳伤肾，多次流产刮宫以致肝肾不足，精亏血涸，冲任亏损，胞脉失养则肾气衰惫不能摄精成孕。

祝氏治疗常从补益肝肾，填精益髓，调气养血着手而获良效。自拟促孕基本方：广木香 30g，全当归 30g，益母草 90g，赤、白芍各 45g，川芎 30g，枸杞子 30g，菟丝子 30g，五味子 30g，覆盆子 30g，车前子 30g，韭菜子 30g，蛇床子 20g，女贞子 30g，川断 60g，紫河车 60g，肉苁蓉 60g。诸药共研细末，炼蜜为丸，每丸重约 10g，每日 3 次，每次 1 丸，白开水送服，行经期暂停。若月经量少，经期愆后者加丹参 90g、鸡血藤 90g 以养血调经；经行少腹冷痛，喜暖畏寒者加艾叶 30g、香附 30g、仙灵脾 30g 以温暖胞宫，行气止痛；妇科检查有输卵管炎性阻塞者，去川芎，加羌活 30g、石菖蒲 30g、路路通 30g 以活瘀通畅胞脉；产史不良，继发不孕者加生黄芪 90g、黄精 60g 以补气养血，调摄冲任。

本方所治证属肾虚精亏、气血失调之不孕症。其组方原理包括两部分：其一，广木香、当归、益母草、芍药、川芎调气养血，疏肝畅络，药理研究证实其具有抑制或消除免疫性血型抗体的作用，故谓之"抗免疫方"。结合西医学之认识，女性生殖道局部抗体可能是原因不明不孕症的重要原因之一，约有 15％～30％ 的不孕夫妇经系统检查在双方或单方的血清或生殖道分泌物中发现抗精子抗体而造成不孕，且在女方阴道分泌物中亦可发现 ABO 血型抗原，此种不孕称为"免疫性不孕"。祝氏选用该方辨证结合辨病，一举两得。其二，是以补肾益精的五子衍宗丸为基础加韭菜子、蛇床子温补肾阳，俾阴生阳长而阳旺生精。女贞子配川断善治性冷感症，可提高激素水平，促进排卵功能。紫河车甘温，为血肉有情之品，大补精血和冲任之气，促进胞宫发育；肉苁蓉咸温，养命门真火，滋肾中精气。二药相伍，温而不燥，补而不峻，生精促孕，相辅相成。总之，促孕基本方组方合理，选药精当，配伍严谨，配制蜜丸尤宜于久服、长服。

更年期综合征

178　　更年期综合征是指妇女在绝经期前后，由于卵巢功能衰退，雌激素分泌减少而产生的以植物神经功能失调为主要临床表现的一组症状。常有烘热汗出、阵发性面红潮热、情绪波动、烦躁易怒、头晕耳鸣、失眠心悸、腰酸腿痛、浮肿便溏、血压起伏不定、月经紊乱与闭经等症状，中医称之为绝经前后诸证。也有些妇女可因手术切除卵巢或放射治疗后卵巢功能丧失引起本病。

祝氏认为，妇女年届七七，肾气日衰，天癸绝竭，冲任二脉亏损，精血日趋不足。肾为先天之本，主藏精，肝体阴而用阳，主藏血。精生血，血化精，肝肾同源，人体五脏六腑得精血滋养则身体强壮，健康无病。如肝肾精血不足可致阴虚火旺，阴不制阳则阴虚阳亢，阴虚日久则阴损及阳，形成阴阳两虚，随阴阳平衡失调可发展为全身各脏腑功能紊乱，出现诸多见症。

肝肾阴虚，肝阳上亢，故烘热汗出，阵发性面红潮热，头晕耳鸣，心烦易怒；阴虚内热，虚热内扰，则五心烦热，口干便结，失眠心悸；阴虚津亏，肾府不充，则腰膝酸软，足跟疼痛；肾气不足，冲任失调，则月经紊乱，崩中漏下；阴阳两虚则浮肿便溏，血压起伏不定。祝氏常分4型治疗。

（一）血虚肝旺，阴虚阳亢

证见烘热汗出，日数十次，面红潮热，头晕耳鸣，烦躁易怒，口干便结，失眠多梦，腰膝酸软，舌红黯，苔白，脉弦细数。治宜养血清热，滋肾平肝。方用芩连四物汤加味：黄芩10g，黄连10g，当归10g，白芍10g，川芎10g，生地、熟地各10g，桑叶10g，菊花10g，女贞子10g，旱莲草10g。

芩连四物汤出自《医宗金鉴》，治疗血热型月经先期。方用四物养血调经，芩连凉血清热，且治烘热。今加女贞子、旱莲草滋阴补肾；菊花清头目，平肝阳；桑叶既可清肝热，又能止躁汗，组成治疗血虚肝热型更年期综合征之效方。如汗出过多加生牡蛎、五味子；失眠多梦加枣仁、柏子仁；心悸加沙参、麦冬、五味子；胸闷加菖蒲、郁金。

曾治马某，女，52岁，年逾五十而经水未绝，每于经前后即烦躁易怒，烘热汗出，阵发面赤，口干便结，怕热畏冷，舌质红，苔薄黄，脉细弦滑。辨证属肝

179

肾阴虚，肝火旺盛，治用芩连四物加味汤再加生牡蛎30g。服药6剂，烘热面赤大减，汗出烦躁消失，大便通畅。守方加丹皮配制蜜丸巩固。数月后月经断绝，诸症告愈。

（二）肝郁血虚，心神失养

症见抑郁不畅，情绪波动较大，心烦心悸，恍惚多梦，无故悲伤哭泣，喜静怕乱，胸闷太息，舌淡苔白，脉弦细。治宜疏肝解郁，养血安神。方用逍遥散合甘麦大枣汤加减：

当归 10g，白芍 10g，生地、熟地各 10g，柴胡10g，白术 10g，茯苓 15g，炙甘草 6g，生麦芽 30g，大枣 10 枚，菖蒲 10g，远志 10g。

（三）痰湿内蕴，扰动心神

180

症见头脑昏沉，虚烦不寐，口苦泛恶，胸闷脘痞，惊悸多梦，甚至有幻觉，舌苔白厚腻，脉弦滑。治宜和胃化痰，安神定志。方用十味温胆汤加减：

半夏 10g，茯苓 15g，陈皮 10g，枳实 10g，竹茹10g，菖蒲 10g，远志 10g，枣仁 10g，五味子 10g，甘草 6g，夏枯草 10g，丹参 15g，黄连 6g。

（四）阴阳两虚，冲任失调

症见头晕耳鸣，面红火升，烘热汗出，腰膝以下畏冷，或乍热乍冷，口淡不渴，尿清便溏，血压波动幅度较大，舌胖大，脉沉细。治宜温肾阳，降虚火，调冲任。方用二仙汤加味。

仙茅 10g，仙灵脾 10g，巴戟天 10g，当归 10g，知母 10g，黄柏 10g，白芍 10g，川断 10g，女贞子 10g，木瓜 10g，牛膝 10g。如大便不成形加补骨脂 10g、五味子 10g；血压不稳加桑寄生 20g、杜仲 10g。

有的妇女年龄超过五十岁，又非子宫肌瘤，出现带经期延长，淋漓不绝，似有似无，伴口干心烦、手足心热、畏寒腰痛、小腹胀痛、舌淡脉细等气血不足、冲任失调、上热下寒之症，祝氏常用《金匮要略》之温经汤（当归、芍药、川芎、半夏、干姜、桂枝、吴茱萸、人参、甘草、丹皮、麦冬、阿胶）为主温补气血和肝肾，调养冲任，以冀断经。若属子宫肌瘤所导致，则用桂枝茯苓丸（桂枝、茯苓、丹皮、芍药、桃仁）加三棱、莪术、橘核、荔枝核、夏枯草、生牡蛎、乌梅、生薏苡仁等活血化瘀、软坚散结治疗。

181

方 药 纵 横

《 善用古方　善组新方 》

明代医家张景岳曾说："药不执方，合宜而用，此方之不必有；方以立法，法以制宜，此方之不可无也……得其宜者可以为法也，失其宜者可以为鉴也……必善于知方者，斯可以执方，也可以不执方"。此言对于立法、组方、用药的原则可谓切中肯綮。祝氏认为，法随证立，方从法出，方剂的组成是有其原则的，而方剂的运用又要灵活变通，以符合辨证的要求和病情的需要。

祝氏临床喜用古代名方为主随证加减治疗诸病，要求在充分理解和精通古方基础上师其意而不泥其方，反对那种胶柱鼓瑟、原方照抄式的"有方无药"或组方时无君臣佐使之分，头痛医头、脚痛医脚式的"有药无方"。正如李士材所云："用古方疗今病，譬之拆旧料改新房，不再经匠氏之手，其用可乎"。祝氏曾说："自后汉张仲景以降，历代名家之名方都是经过临床反复验证、极为有效之方剂，组方严谨，用当通神。我们应当向古人学习，细心体会和揣摩其组方之理。运用《伤寒论》、《金匮要略》诸方时要结合现代病证，使古方有新意，即所谓'古方今用'。如果我们有古人现成的验方即可'拿来'就用，又何必每见一病即毫无章法、凑药成方呢？有些医生不善用方和组方，处方都是见一症用一药，杂乱堆砌、毫无法度可依，甚至为了卖药，每张处方竟开三四十味药，且贵药极多，实不可取。我们也可组方，都是从临床实践中而来，如降糖对药方、葛红汤、四藤一仙汤之类，但决不是'大撒网'式的处方，所以我们作为良医，应善用方、善组方"。

（一）古方今用

古方一般指《伤寒论》、《金匮要略》所载的方剂，亦称经方。祝氏甚为推崇，认为其配伍严谨，遣药精当，久经实践检验，若辨证准确，运用得宜，每可获捷效。他通过对经方的认真分析研究，结合自己的临床体会，提出了桂枝汤、桂枝加芍药汤、小建中汤、黄芪建中汤、小柴胡汤、大柴胡汤等古方今用适应证及其随证加减方法，并附以治验病例，从而扩大了这些古方的治疗范围。试举例如下：

桂枝汤及其类方（桂枝加芍药汤、桂枝加大黄汤、桂枝加龙骨牡蛎汤、小建中汤、黄芪建中汤等）均是健脾胃、扶正气、调阴阳的强壮剂，不但可用于虚人感冒，对属于脾胃虚寒的溃疡病、慢性胃炎、慢性腹膜炎、慢性结肠炎以及手术后伤口久不愈合、下肢慢性溃疡、神经官能症等病，均可根据辨证选用这些方剂加减治疗。如桂枝加龙骨牡蛎汤功能补益阴阳、强壮脾肾，可治：①阴阳两虚型神经官能症或妇女更年期综合征，常年畏寒肢冷，甚至盛夏酷暑尚穿厚衣者，若上热下寒加黄芩、黄连；②男性阳痿、遗精、早泄者，上方加仙茅、仙灵脾、阳起石、芡实、莲须等；③慢性前列腺炎、前列腺肥大，出现小便不畅、排尿困难、淋漓不净，加当归、丹参、王不留行、萆薢、石韦等；④肢体不自主震颤，写字或持物不稳之虚风内动，加白头翁、钩藤、生牡蛎、五味子。

柴胡剂（小柴胡汤、大柴胡汤、柴胡桂枝汤、柴胡桂枝干姜汤、柴胡加龙骨牡蛎汤等）是《伤寒论》少阳病的主方，具有和解表里、清热消炎之功，举凡病位在肝、胆、胰、胃有炎症表现者，症见发热口苦、胸胁胀满、恶心呕吐、头晕目眩、大便不调者均可用之。如用小柴胡汤加茵陈、蒲公英、板蓝根、土茯苓可治病毒性肝炎；加金钱草、菖蒲、郁金等可治疗胆囊炎、胆石症；加吴茱萸、黄连、木香、枳壳可治慢性胃炎、胰腺炎；加青陈皮、冬瓜子、车前子可治急性胸膜炎；加银花、连翘、紫花地丁、芦根、白茅根、桔梗可治疗急性淋巴结炎、咽喉炎、腮腺炎等具有寒热往来热型者。又如凡胆囊炎、胆石症、肝炎、胃炎等见有心下痞满、大便秘结、舌苔黄厚之腑实证表现，均用大柴胡汤加减治疗。凡原因不明的长期发热，见有表里不和、营卫失调者均用柴胡桂枝汤加芦根、白茅根、葛根治之。

泻心汤类方（半夏泻心汤、生姜泻心汤、甘草泻心汤等）仲景主治"心下痞"，认为胃脘部满而不痛者为痞证，总的病机是寒热互结于中，脾胃升降失常。据临床所见常伴有疼痛，故祝氏用泻心汤类方主要治疗胃肠系统疾病。半夏泻心汤中半夏配黄芩、干姜配黄连，一

184

寒一热、一辛一苦，可调节抑制胃酸分泌，常用于治疗胃酸过多、胃脘嘈杂之溃疡病；生姜泻心汤重用生姜温胃降逆止呕，治疗慢性胃炎或手术后幽门痉挛、幽门不全梗阻引起的呕吐不能进食，常加旋覆花、代赭石等；甘草泻心汤可治疗慢性痢疾、慢性结肠炎或小儿消化不良之腹泻。

小青龙汤类方（小青龙汤、小青龙加石膏汤、射干麻黄汤、厚朴麻黄汤）均主治呼吸系统喘咳病，相当于现代慢性支气管炎新感外邪导致哮喘发作，病机属内蓄痰饮或饮郁化热，又外受风寒。祝氏分析4个方子药物组成，发现均有半夏、干姜、细辛、五味子、麻黄这5味药，可知仲景治疗咳喘善用前4药配伍温化内饮，再用麻黄散寒平喘，药理研究麻黄具有良好的止喘作用。以上4方应用时同中有异：内饮外寒用小青龙汤，热甚于饮用小青龙加石膏汤，喉中痰鸣较甚用射干麻黄汤，胸满闷、饮热迫肺用厚朴麻黄汤。

防己黄芪汤（防己、黄芪、白术、甘草）和防己茯苓汤（防己、黄芪、桂枝、茯苓、甘草）在《金匮要略》中分别治疗风湿病和皮水病，祝氏则将两方相合组成益气利水、祛风除湿的新方：防己10g，黄芪30g，白术15g，桂枝10g，茯苓20g，车前草30g，旱莲草15g，萆薢15g，石韦15g。治疗：①风湿性或类风湿关节炎、骨性关节炎之两膝、踝关节肿痛，按之凹陷，畏冷怕风，活动不利者，可加羌活、独活、桑寄生、威灵仙、追地枫等；②慢性肾炎、肾病综合征、慢性心功能不全症见四肢悉肿，小便不利，乏力气短，心慌心悸者，可加党参、麦冬、五味子、制附子等。

（二）时方活用

祝氏除了对仲景经方的研究造诣颇深之外，对后世历代医家所创之名方（时方）亦是博观约取，灵活用于临床而注重实效。时方是经方的补充和发展，在治病疗疾方面同样具有重要价值。例如热病伤阴之肠燥便秘，《伤寒论》中仅有用三承气汤荡涤实热、急下存阴治疗的一法，而后世温病学派则发展了增液承气汤、宣白承气汤、导赤承气汤、护胃承气汤等滋阴清热、增水行舟的多种治法。又如王清任所创治疗气虚血瘀、中风偏瘫的补阳还五汤，即是受《金匮要略》治血痹方黄芪桂枝五物汤的启发，在益气温经、和营通痹基础上补充了活血通络的药物而成。因而时方中的许多方剂如独活寄生汤、逍遥散、补中益气汤、生脉散、血府逐瘀汤等均是目前临床所习用、疗效可靠的著名方剂。祝氏活用时方的特点，主要体现在以下 3 个方面。

1. 继承原方用法

即应用时方时仍未脱离原来主治范围。如香砂六君子汤益气健脾、行气化痰、和胃止痛，是治疗脾胃虚弱、痰饮中阻、气滞胃痛之名方。祝氏最常用于治慢性胃炎、溃疡病、胃肠功能紊乱、胃肠手术后消化不良等脾胃病。若脘胀不适，嗳气打嗝，加桔梗、枳壳、杏仁、薤白；食少苔腻加菖蒲、佩兰；反酸加黄芩、瓦楞子、乌贼骨；平素嗜酒加葛根、神曲；消化不良加焦三仙；胃寒怕冷加干姜、肉桂；肩背疼痛加羌、独活。

六味地黄汤滋阴补肾，主治肾阴不足诸证，祝氏常用于治疗慢性肾炎、肾病综合征、慢性肾盂肾炎、慢性前列腺炎、阳痿遗精属于肾阴虚者。蛋白尿加生黄芪、益母草、白茅根；尿血加生荷叶、生艾叶、生地榆；尿急尿痛合萆薢分清饮；水肿合防己黄芪汤；腰痛加川断、桑寄生；血压高加夏枯草、钩藤；阳痿加仙灵脾、阳起石；遗精加芡实、莲须。

圣愈汤（参芪四物汤）补气生血，《兰室秘藏》中言其主治"恶疮去血过多，心烦不安，不得睡眠"，又治一切失血或血虚出现烦热口渴、睡卧不宁、舌淡、脉细数等症。祝氏用治属于中医血虚证的各种贫血、粒细胞减少、血小板减少症、放化疗血象低下、妇女月经过多等病，血红蛋白降低加制首乌、女贞子、阿胶；白细胞低下加仙鹤草、石韦、大枣；血小板低加鸡血藤、枸杞子、菟丝子；血虚头晕头痛加白芷、菊花、黄精、白蒺藜；月经量多加荆芥炭、艾叶炭。

2. 加强原方功效

即在前人成方基础上稍事加减，组成相对固定方剂而较原方功效更强。如《韩氏医通》之三子养亲汤以苏子、白芥子、莱菔子组成，功能降气消食、温化痰饮，原治老人、虚人之咳嗽喘逆、痰多胸痞、苔腻脉滑等症，祝氏再加入宣肺平喘止咳的杏仁和泻肺行水逐饮的葶苈子后，二药一宣一降，通畅气机，增强原方祛痰定喘之功，取名为五子定喘汤，用于痰浊阻肺型慢性喘息性气管炎、支气管哮喘，每每获效。

十味温胆汤出自《证治准绳》，原治心胆虚怯，触事易惊或梦寐不祥，遂致心悸胆慑，气郁变生诸症。原方由半夏、枳实、陈皮、茯苓、枣仁、远志、五味子、熟地、党参、甘草组成。祝氏则减去温补滋腻碍胃之熟地、党参，加入开窍清热化痰之菖蒲、行茹，亦称十味温胆汤，主治因痰热内扰引起的多种精神神经系统疾病。如神经官能症或植物神经功能紊乱的失眠多梦，惊悸不宁，加夏枯草、黄连、白蒺藜、首乌藤；癔病或精神抑郁症之情绪低落、悲伤哭泣、幻听幻视加生麦芽、大枣、百合、生地；神经血管性头痛加川芎、白芷、菊花；高血压头晕加夏枯草、石决明、钩藤、牛膝；癫痫痰盛加白矾、郁金、生牡蛎、全蝎。

芩连四物汤功擅凉血清热、养血活血，主治血热型月经提前。祝氏加入清热平肝的桑叶、菊花和滋阴补肾的女贞子、旱莲草后组成芩连四物加味方则养血平肝、滋肾清热，可治妇女更年期综合征出现烘热汗出，头晕耳鸣，五心烦热，急躁易怒，失眠多梦诸症。

3. 扩大治疗范围

即根据原有组方精神，发掘其新的治疗作用，而不拘于原有的主治证候。如一贯煎滋阴疏肝，主治阴虚肝郁之胁痛；桃红四物汤活血调经，主治月经不畅、闭经或痛经，祝氏将两方合用治疗真性红细胞增多症或血小板增多症伴口干、肢痛者。此类患者由于血液有形成分过多，液体成分相对不足，血液黏稠不畅成瘀，故采取滋阴增液、活血化瘀配伍。

当归六黄汤来源于《兰室秘藏》，本治阴虚有火而致盗汗发热，面赤口干，心烦唇燥，舌红脉数者。祝氏根据其滋阴清热、固表止汗作用治疗甲状腺功能亢进患者的多汗怕热、能食形瘦、急躁易怒、心慌乏力之症状颇效。如心慌明显加沙参、麦冬、五味子;甲状腺肿大加夏枯草、生牡蛎;手颤加白头翁、钩藤。

又如祝氏根据完带汤健脾燥湿、疏肝调气之理,除治疗脾虚湿盛带下之外,还常加苏梗、藿梗、白芷、生薏仁、肉豆蔻治慢性肠炎久泻不止;加橘核、荔枝核、乌药、延胡索治附件炎性痛经;加知母、黄柏、瞿麦、败酱草治妇女泌尿系感染引起的腰酸带下、尿频尿痛、尿液浑浊,随着带下减少,尿路刺激症状也可消失。

(三) 自组新方

1. 宣肺宁嗽汤

组成:钩藤 10g(后下),薄荷 10g(后下),桑叶 10g,菊花 10g,桔梗 10g,杏仁 10g,前胡 10g,白前 10g,桑白皮 10g,紫菀 10g,甘草 6g。

用法:每日 1 剂,水煎服。

功用:疏风清热,宣肺止嗽。

主治:风热袭肺,宣降失常引起咳嗽咽痒,痰白不多,或咽干咽痛,遇风遇热则咽痒、咳嗽频作,舌边红、薄白苔,脉浮右寸大。胸闷痰多加陈皮、远志;咽喉肿痛加银花、连翘、板蓝根;痰黄稠加黄芩、鱼腥草;发热加芦根、茅根、葛根;恶寒加荆芥、防风。

2. 抗心律失常方

组成:党参 10~15g,麦冬 10g,五味子 10g,柏子仁 10g,生黄芪 30g,桂枝 10g,炙甘草 6g。

用法：每日 1 剂，水煎服。

功用：益气养阴，通阳复脉。

主治：冠心病、风心病或心肌炎后遗症等心律失常属心气不足、心血亏损者。症见脉律不整，心悸怔忡，胸闷气短，动则加重。心区疼痛加菖蒲、郁金；心痛彻背加羌活、独活、菊花；舌质紫黯加丹参、赤芍；失眠多梦加枣仁、白薇。

3. 治慢性腹泻方

组成：苍、白术各 10g，干姜 5～10g，茯苓 10g，炙甘草 6g，防风 10g，陈皮 10g，白芍 10g，补骨脂 10g，肉豆蔻 10g，吴茱萸 3g，苏、藿梗各 10g，白芷 10g，生薏仁 30g。

用法：每日 1 剂，水煎服。

功用：健脾温肾，疏肝理气，燥湿止泻。

主治：脾肾阳虚，肝木克土，湿注大肠所致的慢性腹泻，大便稀溏，肠鸣腹痛，喜暖怕冷，进食生冷或油腻加重，舌淡胖苔白，脉沉弦。纳差加菖蒲、佩兰；腹胀加厚朴、木香；消化不良加焦三仙；乏力加党参、黄芪。

4. 清肝降酶汤

组成：茵陈 15g，连翘 15g，板蓝根 15g，虎杖 10g，蚤休 10g，土茯苓 30g，生甘草 6g，大枣 10 枚，五味子粉 3g（分冲）。

用法：每日 1 剂，水煎服。

功用：清肝降酶，解毒利湿。

主治：急性病毒性肝炎或慢性肝炎活动期，湿热毒邪炽盛，转氨酶增高，口干苦，厌油腻，恶心欲吐，尿黄或皮肤黄染，舌苔黄厚腻，脉滑数者。腹胀加厚朴、陈皮；肝区疼痛加川楝子、泽兰叶；便秘加栀子、大黄。

5. 退肿汤

组成：生黄芪 30g，防己 10g，白术 15g，桂枝 10g，茯苓 20～30g，车前草 30g，旱莲草 15g，萆薢 15g，石韦 15g。

用法：每日 1 剂，水煎服。

功用：温补脾肾，利水消肿。

主治：慢性肾病、慢性肝病等症见面部或下肢、足踝水肿，按之凹陷，小便不利，乏力神疲，腰酸膝软，四肢不温，面白舌淡，脉象细弱者。

6. 生血汤

组成：党参 10g，生黄芪 30g，当归 10g，生、熟地各 10g，白芍 15g，川芎 10g，制首乌 15g，女贞子 15g，阿胶 10g（烊化），白术 10g，仙鹤草 30g，大枣 10 枚。

用法：每日 1 剂，水煎服。

功用：益气健脾，补肾生血。

主治：各种贫血性疾病、化疗后血象低下、粒细胞减少症或血小板减少症等症见面色苍白，头晕乏力，心慌气短，腰酸膝软，舌淡脉细者。

7. 四藤一仙汤

组成：鸡血藤 30g，海风藤 15g，络石藤 15g，钩藤 10g，威灵仙 15g，生黄芪 30g，桂枝 10g，白芍

10g，生姜 3 片，大枣 5 枚。

用法：每日 1 剂，水煎服。

功用：祛风除湿，散寒通络。

主治：风寒湿痹、气血阻滞而症见关节肌肉疼痛、麻木，屈伸不利，行动不便，遇寒加重，近之则痛剧。常见于风湿性或类风湿关节炎、骨质增生、痛风等疾病。风痹加防风、秦艽；寒痹加制附子、细辛；湿痹加防己、生薏仁；热痹加紫血散；痛剧加追地枫、海桐皮；关节变形加僵蚕、大蜈蚣。

8. 软坚消癥丸

组成：琥珀 30g，制乳、没各 15g，穿山甲 30g，皂角刺 30g，龟甲 30g，昆布 60g，夏枯草 60g，乌梅 30g，生薏仁 60g，橘核 60g，荔枝核 60g。

制法：诸药共研细末，炼蜜为丸，每丸重 10g。

用法：每服 1 丸，每日 3 次。

功用：活血化瘀，软坚消癥。

主治：因气滞血瘀、痰湿结聚引起的各种良性肿物或增生。甲状腺结节或腺瘤加生牡蛎、浙贝母；乳腺增生加柴胡、枳壳；子宫肌瘤或卵巢囊肿加三棱、莪术。

9. 促孕基本方

组成：广木香 30g，当归 30g，益母草 90g，赤芍 50g，川芎 30g，菟丝子 30g，五味子 30g，覆盆子 30g，车前子 30g，枸杞子 30g，韭菜子 30g，女贞子 30g，蛇床子 20g，川断 60g，紫河车 60g，肉苁蓉 60g。

制法：诸药共研细末，炼蜜为丸，每丸重 10g。

用法：每服 1 丸，每日 3 次，经期停服。

功用：补肾生精，调气养血。

主治：男女不育症属于肝肾精亏，气血不调者。男子精液常规可见精子数量减少，活动度低下；妇女可因子宫发育不良、卵巢功能不全或输卵管炎性阻塞而久不受孕。治后者可去川芎，加羌活、菖蒲、路路通各30g。本方亦可防治妇女产史不良或习惯性流产。

10. 摄胎饮

组成：黄芩 10g，白术 10g，砂仁 3g，苏叶 5g，白扁豆 15g，川断 10g，桑寄生 10g，菟丝子 10g。

用法：每日 1 剂。水煎服。

功用：健脾和胃，固肾安胎。

主治：妇女妊娠恶阻，恶心呕吐，不思饮食，胎动不安或先兆流产，小腹隐痛，腰酸下坠，胎漏下血者，亦可防治习惯性流产。恶心呕吐加陈皮、竹茹；胎漏下血加艾叶炭、阿胶；腹痛加白芍、甘草；习惯性流产加党参、黄芪。

其它如降糖对药方、降糖活血方、降糖生脉方、五子定喘汤、葛红汤等，可参见有关章节。

精于配伍　新增对药

祝氏组方用药时非常重视药物之间的配伍，尝谓："临证如临阵，用药如用兵。良将行兵布阵，必对手下兵士素质优劣了如指掌，方能战而胜之；良医组方，亦应熟谙药性，精通配伍，灵活化裁，则药之必果。"他认为组方的关键是配伍，药物之间的配伍并非是杂乱的

193

拼凑，而是根据病情需要的有机组合。每味药物单独使用，仅仅体现出单一的治疗作用，只有合理配伍之后，才能发挥出多种治疗功效。如枳实配白术攻补兼施治痞满，桔梗配枳壳升降同投治气结，黄连配桂枝寒热并用治上热下寒，川楝子配泽兰叶气血两调治胁痛等，均属此类。

中医处方之精华亦在于配伍。临证时双药并书，配伍之后或相互协同、相互促进以增强疗效；或相互制约、相互拮抗以消除副作用；或相互依赖、相互转化，抑其短而扬其长，产生新的治疗作用者，均可谓之对药，施今墨先生极精于此道。祝氏师承之，曾留心收集、整理出施今墨对药数百对，后经吕景山氏进一步系统化和串解，辑为《施今墨对药临床经验集》出版问世。笔者随祝氏侍诊过程中，发现他不仅对施氏对药运用娴熟，而且经过自己多年的探索、体验和研究，又自创增补出不少对药，皆为《施今墨对药临床经验集》所未载。兹择其常用的 50 对，阐释如下：

（一）清热解毒凉血类

1. 银花、连翘配板蓝根

银花性味甘寒，轻扬芳香，既能清气分之邪热，又可解血分之热毒，为散热解毒之佳品；连翘苦寒，善泻心火，破血结，散风热，为"疮家圣药"；板蓝根苦寒，凉血解毒而治头面部与局部热毒所致的大头瘟、痄腮、咽喉肿痛等证。三药合用，均入上焦，相互促进，清热解毒，利咽消肿力量增强，常治外感风热或上焦蕴热的发热不退，咽喉或颌下淋巴结肿痛，口舌生疮等病。

用量：银花、连翘各 10g，板蓝根 15g。

2. 升麻配桔梗

升麻甘寒，入肺、胃经，轻清上浮而发表透疹，又善清阳明经热毒；桔梗苦平，直入肺经，开宣肺气以利咽消肿，宣通气血而祛痰排脓。两相配伍，直达上焦，治疗风热蕴毒引起的咽喉、牙龈肿痛等病。

用量：升麻 10g，桔梗 10g。

3. 生甘草配蒲公英

甘草味甘性平，归十二经，生用可泻火解毒，缓急止痛，对实验性胃溃疡有明显抑制作用；蒲公英苦甘寒，归肝胃经，清热解毒，消痈散结，利胆退黄，药理研究可清除幽门螺旋菌。二药配伍后，清热解毒，缓急止痛，可治热毒炽盛的咽喉肿痛、口舌溃疡或慢性胃炎之胃脘挛痛、嘈杂反酸。

用量：生甘草 10g，蒲公英 20g。

4. 土茯苓配草河车

土茯苓甘淡性平，归肝、胃经，利湿清热之中兼能解毒，善治湿热疮毒；草河车苦寒，入肝经血分，清热解毒而疗疮消痈。两药配伍，清热解毒利湿，抗病毒感染，祝氏常用其治乙型病毒性肝炎 HBsAg 阳性，ALT增高者。

用量：土茯苓 15g，草河车 10g。

5. 丹皮配紫草

丹皮苦辛寒，功擅凉血祛瘀，具有凉血不留瘀、活血不动血的特点，又善除阴分伏热，为治无汗骨蒸之要

195

品；紫草甘咸寒，入心、肝二经血分，长于凉血活血，解毒透疹，利尿滑肠。二药相伍，凉血活血，解毒化斑，透疹止痒。祝氏用治血热毒盛、迫血妄行之皮肤发斑，斑疹紫黑等，如温热病发斑、过敏性紫癜、过敏性皮疹、银屑病等。

用量：丹皮 10g，紫草 10g。

6. 生地配白茅根

生地甘寒，滋阴凉血清热，又因血凉则静，故能凉血以止血，治阴虚血热之吐、衄下血，发斑发疹；白茅根甘寒，入血分可清热凉血止血，利小便导湿热下行。二药相配，滋阴清热，凉血止血作用增强，可治阴虚血热之内伤发热、血热妄行之皮肤斑疹以及吐、衄、尿血等症。

用量：生地 10～15g，白茅根 30g。

（二）散风除湿通络类

7. 白蒺藜配地肤子

白蒺藜辛散苦泄，轻扬疏散，既可宣散外来风热，祛风明目止痒，治疗目赤多泪，头痛头晕，风疹瘙痒，白癜风等，又能平肝息内风，疏肝行气解郁，治疗肝风头痛头晕及肝气胁肋胀痛；地肤子辛苦气寒，能走表外散肌肤之风而止痒，入里内清湿热而利尿，治疗风湿侵袭肌表所致的皮肤风疹、湿疹瘙痒。两药相配，散风清热，除湿止痒，相辅相成，常治糖尿病性皮肤瘙痒、妇女外阴瘙痒及风疹、荨麻疹、湿疹等皮肤疾病。

用量：白蒺藜 10g，地肤子 15g。

8. 白蒺藜配木贼草

白蒺藜功用见前,《本经逢原》称其为"治风明目要药"。木贼草甘苦平,归肝、肺经,疏散风热,退翳明目。二药相伍,专治各种目疾,如急性结膜炎的目赤肿痛、迎风流泪,青光眼、白内障的头痛头胀,视物如蒙,视力下降。

9. 谷精草配密蒙花

谷精草甘平,轻清上浮,疏散风热而明目退翳,治肝经风热之目赤羞明、头痛牙痛;密蒙花甘寒,养血明目且清肝消翳,主治肝热兼肝阴不足之目赤多泪、青盲翳障。谷精草长于疏散清热,密蒙花兼能养肝润燥,相配之后可治疗糖尿病性视网膜病变、黄斑变性或白内障引起的视物模糊、视力下降等。

用量:谷精草 10g,密蒙花 10g。

10. 川芎、白芷配菊花

川芎辛温,活血行气,祛风止痛,方"血中气药",善治气郁血滞诸痛及外感风邪之头痛身痛;白芷辛温,芳香气浓,能祛风燥湿,通窍止痛,能治阳明经头面一切诸疾;菊花甘苦寒,能升能降,既补又泻,以疏散风热,清热明目、补养肝阴为其主治。三药合用,直达头面,辛凉芳芬,祛风止痛,活血通络,祝氏常用治:①糖尿病视网膜病变引起的视物模糊、视力下降。②风邪入络所致的面神经麻痹、面肌痉挛或三叉神经痛。③血虚肝旺受风的头痛头晕、目痛流泪或偏头痛。

用量:川芎 10g,白芷 10g,菊花 10g。

11. 白头翁配钩藤

白头翁苦寒，归胃、大肠经，清热解毒凉血，为治热痢后重之要药。《伤寒论》将白头翁列入厥阴篇中，可见亦入肝经。祝氏体会其能抗震颤、解痉挛，如《本草备要》云其："泻热凉血，有风反静，无风则摇"。故可治疗血热风动之震颤与瘛疭。钩藤苦平，归肝、心包经，既能泄热，又能息风，主治抽搐、眩晕等肝风之证。两相配伍，凉血清热，平肝息风，祝氏常用治甲亢、帕金森病或神经官能症引起的肢体不随意震颤、抽搐等症。

用量：白头翁 30g，钩藤 10g。

12. 豨莶草配地龙

豨莶草辛苦寒，归肝、肾经、祛风湿而补肝肾，善治风湿痹痛、四肢顽麻，腰酸膝软，中风瘫痪，药理研究有良好的镇静降压作用；地龙咸寒，亦归肝、肾经，清热熄风定惊，行经通络疗痹，主治惊风抽搐，风湿痹痛，半身不遂。二药相配，祛风除湿，清热定惊，活血通络，常治高血压、颈椎病或糖尿病周围神经病变、中风后遗症所见肢体麻木、半身不遂、拘急疼痛等症。

用量：豨莶草 15～20g，地龙 10g。

13. 羌活配菊花

见"冠心病"篇。

14. 桂枝配生牡蛎

桂枝辛甘温，辛散温通，可治风寒湿痹引起的关节肌肉疼痛、肢节屈伸不利；生牡蛎咸寒，敛阴潜阳又软坚散结，因含 80%～90% 的钙质成分，故常用为制酸剂，有和胃镇痛之功。两相配伍，一温一寒，一散一敛，温通经脉，蠲痹止痛，敛阴制酸，祝氏用治痛风病人尿酸过高之关节红肿疼痛，以及脾胃虚寒型溃疡病之胃酸过多伴胃脘疼痛、喜暖怕冷等症。

用量：桂枝 10g，生牡蛎 30g。

15. 桂枝配黄连

见"糖尿病"篇。

16. 桑寄生配鸡血藤

桑寄生苦甘平，补肝肾而强筋骨，统治经络间风寒湿痹，舒筋通络又摄胎元，凡腰膝酸痛、筋骨萎弱、中风偏枯、风寒湿痹咸用之，药理研究有强心、降压、利尿作用；鸡血藤苦甘温，活血补血，舒筋通络，常治血虚而兼有瘀滞的经闭痛经，或血不养筋，脉络不通的肢体麻木、腰膝酸痛、风湿痹痛等。二药均入肝、肾经，补肝肾阴血而活血通络、强壮筋骨，补中有行，配伍后可治糖尿病之下肢无力沉重酸痛或血虚有滞的经闭、麻木、偏瘫。

199

用量：桑寄生 20g，鸡血藤 30g。

17. 石菖蒲配路路通

石菖蒲辛温，其气清爽芳芬，宣化湿浊、开窍豁痰、醒脾开胃是其功用，《本经逢原》云其"开心孔，通九窍，明耳目，通声音，总取其辛温利窍之力"。故本药以芳芬利窍为特点；路路通苦平，通行十二经，可祛风通络，利水除湿，治肢体痹痛，手足拘挛，水肿胀满，经闭乳少。两药均以通利见长，相须为用，祝氏治窍闭不通的鼻塞、耳聋及妇女输卵管不畅的不孕症。

用量：石菖蒲 10g，路路通 10～15g。

18. 生蒲黄配白术

生蒲黄甘辛凉，归心、肝经，可凉血止血，活血消瘀，外用治重舌、口疮；白术苦甘温，归脾胃经，补脾益胃，燥湿和中，王好古云："主舌本强"。祝氏常用两药配伍，以活血化瘀，燥湿祛痰治口舌生疮、舌肿疼痛或中风痰瘀互结之舌謇失语等。

用量：生蒲黄 10g，白术 10g。

19. 木瓜配青黛

见"痛证"篇。

（三）活血化瘀止血类

20. 丹参配葛根

见"糖尿病"篇。

21. 丹参配茜草根

丹参苦微寒，入血分而活血养血、祛瘀生新，治疗瘀血引起的癥积肿块；茜草根辛微苦寒，凉血止血又兼有活血祛瘀之功。两相配伍，善治血热瘀结诸症。祝氏常用治慢性肝炎、肝硬化所致肝脾肿大以及妇女子宫内膜异位症之血滞痛经。

用量：丹参 30g，茜草根 10g。

22. 丹参配生山楂

见"冠心病"篇。

23. 当归、川芎配丹参

当归辛甘温，辛散甘缓温通，补血和血而调经润燥滑肠，治疗血虚贫血、瘀血肿痛、月经失调、癥瘕积聚；川芎、丹参功用见前。三药相伍，养血活血，行气止痛，其中川芎上升理血中之气；当归下行和气中之血；丹参通畅一身之血脉。祝氏常用治慢性阻塞性肺病、肺间质纤维化或冠心病所见血瘀气滞、唇舌紫黯、胸膺疼痛等病。

用量：当归 10g，川芎 10g，丹参 30g。

24. 当归、丹参配王不留行

当归、丹参功用见前，均有消癥积之功。王不留行辛苦平，走而不守，善通利血脉，化瘀散肿，催生下乳，《本草新编》云："其性甚急，下行而不上行者也"。三药均入肝经血分，消癥散结，行血通利，祝氏常用配伍治疗老年前列腺增生所致的排尿不畅、淋漓不净、小腹拘急等，亦治妇女血瘀经闭。

用量：当归 10g，丹参 30g，王不留行 10g。

25. 桂枝配丹皮

桂枝温通血脉，调经止痛，治血脉闭阻之经闭、痛经、肢体疼痛；丹皮苦寒凉血，辛散行瘀，可治热结血滞之斑疹、吐衄、经闭及痈肿。二药配伍，一温一寒，均入血分通瘀滞，散血结，常治血瘀经闭、痛经及下肢血管阻塞引起的肿胀疼痛。

用量：桂枝 10g，丹皮 10g。

26. 苏木配刘寄奴

苏木甘辛凉，能辛散血滞而有活血祛瘀、消肿止痛之功，治疗跌打损伤、瘀肿疼痛及血滞经闭、痛经；刘寄奴苦温，味苦能泄，性温能行，功擅破血通经、消肿止痛，亦治瘀血经闭、损伤作痛。二药均为破血之品，一寒一温，以散瘀止痛为长，相须配伍，功效增强，祝氏常用治糖尿病周围血管病变、下肢静脉栓塞、中风瘫痪所见的肢体青紫肿胀、发凉疼痛以及妇女血滞经闭、痛经。

用量：苏木 10g，刘寄奴 10g。

27. 川楝子配泽兰叶

见"痛证"篇。

28. 益母草配白茅根

益母草苦辛寒，归肝、心包经，有活血祛瘀之功，兼利水消肿解毒之用，单用治急性肾炎有效，具有降压、消除尿蛋白作用；白茅根甘寒，清热凉血止血又利尿消肿。二药相配，活血通经，清热止血，利尿消肿，常治急慢性肾炎之头面下肢水肿，或蛋白尿、血尿。

用量：益母草 30g，白茅根 30g。

29. 荆芥炭配艾叶炭

荆芥辛温，归肺、肝经，功用祛风解表、利咽透疹，炒炭则性变苦涩而止血，善治吐、衄、便血及崩漏下血；艾叶苦温辛散，专入三阴经，暖气血而温经脉，逐寒湿又止冷痛，炒炭则止血效佳，为妇科专药。两相配伍，温经散寒，止血不留瘀，常治妇女月经过多、崩漏、胎漏下血或肾炎血尿。

用量：荆芥炭 10g，艾叶炭 10g。

30. 乌贼骨配茜草根

乌贼骨咸涩微温，乃肝家血分之药，咸能走血，涩可收敛，温则和血，既有收敛止血，燥湿止带之效，又有通血脉、消癥瘕之功，故李时珍谓其可治"血枯、血瘕、经闭、崩带"诸病；茜草根辛苦寒，止血凉血治崩，行血消癥化滞。二药相伍，一涩一散，一止一行，止血不留瘀，化瘀不耗血，祝氏常用治妇女崩漏下血、白带量多，久久不愈者。

用量：乌贼骨 15g，茜草根 10g。

（四）补养强壮安神类

31. 天花粉配乌梅
见"糖尿病"篇。

32. 玉竹配熟地
见"糖尿病"篇。

33. 制首乌配女贞子

制首乌苦涩性温，不寒不燥，补肝养血，益肾固精，乌须黑发；女贞子甘苦平，可滋养肝肾，强筋壮骨，乌须黑发。二药均入肝、肾经，均能补肝肾，益精血，强筋骨，乌须发，为滋补良药，相互促进，治疗肝、肾两亏之贫血、白细胞或血小板减少症，或放化疗后所见头晕耳鸣、腰酸膝软、失眠多梦、便秘脱发等。

用量：制首乌 15g，女贞子 10～15g。

34. 川断配枸杞子
见"糖尿病"篇。

35. 仙鹤草配石韦

仙鹤草苦辛平，归肝、脾经，为强壮性收敛止血剂，适用于多种出血病症，本品又有补虚强壮，恢复疲劳的作用，可治脱力劳伤及贫血衰弱、精神萎顿等症；石韦苦微寒，归肺、膀胱经，为利水通淋、清热止血常用药，临床报道对因化疗药物引起的白细胞减少有升高作用。祝氏常用二药配伍治疗放化疗后体力衰弱、血象低下或出血等。

用量：仙鹤草 30g，石韦 15～20g。

36. 肉苁蓉配黑芝麻

肉苁蓉咸温，长于温肾壮阳又兼补益精血，质地油润而不燥，故能润肠通便，适用于年老体弱、血虚津亏之肠燥便秘；黑芝麻甘平，滋补肝肾精血，含油质较多，有补精乌发、润燥滑肠之功，常治精亏血燥之头发早白和虚人便秘。两相配伍，一咸一温，一温一平，性润多脂，阴阳相济，补精血而不燥烈，通大便而不峻下，常用治津亏血燥、肠枯不润之习惯性便秘。

用量：肉苁蓉 20g，黑芝麻 15g。

31. 川断、桑寄生配菟丝子

三药均归肝、肾经，具有补肝肾、壮腰膝、强筋骨、安胎元之作用，若加阿胶则成寿胎丸。祝氏常用三药配伍，治肝肾两亏、冲任虚损之月经过多、崩漏带下、肾虚腰痛、筋骨无力或胎元不固。

用量：川断 10g，桑寄生 20g，菟丝子 15g。如安胎则各用 10g。

38. 生黄芪、桔梗配生甘草

生黄芪甘温、补脾益气、升阳固表，鼓舞正气以托毒生肌，温运阳气以利尿消肿；桔梗辛苦平，开肺利咽、祛痰排脓治疗肺痈吐脓及痈疽肿毒等症；甘草生用清热解毒，适用于咽喉肿痛、疮疡肿毒。三药相伍，黄芪托疮生肌，桔梗、甘草排脓解毒，同治气血不足之疮疡脓成不溃或溃后久不收口愈合。

用量：生黄芪 30g，桔梗 10g，生甘草 10g。

39．生牡蛎配五味子

生牡蛎性寒质重，有敛阴清热，潜阳镇惊之功，且味咸兼涩，又具软坚散结、收敛固涩之能，用于治疗多汗眩晕、心悸失眠、肝脾肿大；五味子五味具备，而酸独胜、入肺有生津济源之益，入肾有固精养髓之功。二药配伍，生津止渴以敛汗，安神镇惊可除烦，相辅相成，常治甲状腺功能亢进、神经衰弱之烦热多汗、虚汗不禁或心悸失眠、神魂不安等。

用量：生牡蛎 30g，五味子 10g。

40．酸枣仁配五味子

酸枣仁酸平，能内补营血安神志，外敛营阴止虚汗，为宁心安神、固敛虚汗之要药；五味子功用见前，药理研究能兴奋中枢神经系统，改善智力活动，提高工作效率。两相配伍，一入肝经，一入肾经，内收外敛，除烦安神，凡阴血不足之心神不宁、惊悸失眠、烦躁多汗均可用之。

用量：酸枣仁 10g，五味子 10g。

41．白蒺藜配首乌藤

白蒺藜功用见前，首乌藤甘平，归心、肝经，能养血安神、祛风止痒。二药相伍，白蒺藜辛散温通，疏肝解郁以走为主；首乌藤引阳入阴，养心安神以守为要，相配后治疗肝郁血虚、神魂不安之胁痛不适，失眠多梦，头昏头痛有效。

用量：白蒺藜 10g，首乌藤 15～20g。

42．丹参配黄连

丹参凉血祛瘀,《重庆堂随笔》云:"丹参清血中之火,故能安神定志";黄连清心除烦,善治心火亢盛之心烦失眠。二药相伍,丹参清血热而安神,黄连泄心火而除烦,可治心火亢盛、内扰心神之心烦失眠或血热性痈疖疮毒等。

用量:丹参 15～30g,黄连 5～10g。

(五)利尿消肿止泻类

43. 萆薢配石韦

见"糖尿病"篇。

44. 滑石配车前子

滑石甘淡性寒,淡以渗湿,甘以和胃,滑能利窍,寒以清热,故有利尿通淋、清热解暑之功,治疗暑热烦渴及湿热下注之尿涩、尿闭、水肿;车前子甘淡渗利,气寒清热,泌别清浊,导湿热从小便而出,凡淋浊尿闭、小便赤涩、暑湿泄泻均可用之。二药相配,清利湿热、通淋利窍、渗湿止泻作用增强,可治急性泌尿系感染所致尿痛、尿频、尿急和妇女带下、暑湿泄泻。

用量:滑石 10～15g,车前子 10～15g。

45. 茵陈配金钱草

茵陈苦寒,功专利湿清热退黄,为治疗急性肝炎、胆囊炎、胆石症所致胁痛、黄疸之主药;金钱草苦寒,清利湿热,有利胆退黄和利尿排石之功,常治胆石症之黄疸、泌尿系结石之尿涩作痛。二药相配,清热退黄、利胆排石作用增强,可治肝经湿热黄疸、胆结石及湿热下注之尿道结石。

用量：茵陈 10～15g，金钱草 30g。

46. 生薏仁配乌梅

生薏仁甘淡微寒，除清利湿热、排脓消肿外，又可消皮肤软疣；乌梅酸温，收敛止泻，生津安蛔，并可软坚消胬肉。祝氏藉二药祛湿软坚、散结消瘤之理，常配伍入丸药中治妇女子宫肌瘤、卵巢囊肿、盆腔炎性包块等。

用量：生薏仁 60g，乌梅 30g（丸药量）。

47. 生白果配炒枳壳

见"糖尿病"篇。

48. 山药配芡实

山药甘平，为气阴两补之品，可补脾益肺，固肾涩精，敛带止泻，有补而不滞、养阴不腻之特点；芡实甘涩平，补脾祛湿止泻，益肾固精缩尿。二药均性质平和，不腻不燥，常治疗脾虚泄泻日久或肾虚遗精滑精、妇女带下不禁等。

用量：山药 10g，芡实 10g。

49. 白芷配生薏仁

见"糖尿病"篇。

50. 诃子肉配肉豆蔻

诃子肉苦酸涩平，归肺、大肠、胃经，涩肠敛肺，下气利咽，主治久泻、久痢、脱肛及久嗽失音，清降之中具收敛之性；肉豆蔻辛苦温，归脾、胃、大肠经，温中涩肠，行气消胀，为温补脾胃、固肠止泻之要药，尤以久泻不止兼湿滞胀满为宜。二药相伍，温中下气、涩肠止泻力量增强，常用治慢性肠炎、痢疾或消化不良之久泻、久痢、脘腹胀满等。

用量：诃子肉 10g，肉豆蔻 10g。

讲求药物用量　参照药理研究

或谓："医家不传之秘在药物用量上。"中医方剂中每味药物剂量之大小、轻重与疗效好坏有直接关系，因一方之中，某药用量增大或减小，则方剂的君臣佐使配伍关系以及方剂名称、主治亦会随之而变。

祝氏临床对药物用量大小深有研究，他认为药轻病重，疗效不佳；药重病轻则药过病所。此外，用药必须时时顾护后天脾胃，以免伤伐。曾随师会诊一老年类天疱疮病人，前医方中用了蛇床子 15g，已煎好尚未服，祝氏阅后云："方药属对症，唯蛇床子用量过大，对胃有刺激，服后恐胃脘疼痛，恶心少食。"以后果如其言，药物用量大小之重要性可见一斑。多年来祝氏对常用药物用量逐步形成某些规律，兹举例如下：

药量宜大者：凡病重、病急、病久或某些补益药物，用量均大。祝氏云："益气固脱或益气止血时，如用独参汤，人参必须 30g，取其力专效宏，挽救危亡于万一，如用常量 5～10g 则不效。"如用生黄芪治疗重症糖尿病、中风偏瘫、肾炎水肿、痿证等，一般用量均为 30g，多则 50～75g，以其能补气升阳、强壮身体、紧腠理，可固尿糖、蛋白之渗漏，非大量不足以建其功。又如桂枝治寒湿顽痹疼痛，常用至 15～20g，则通络止痛功力增强。此外，还有丹参、天花粉、桑寄生、鸡血

208

藤、仙鹤草等一般可用 20～30g。磁石、石决明、代赭石、珍珠母、生龙骨、生牡蛎等质重沉降类入于下焦，均用 30g，此即"治下焦如权，非重不沉"。

药量宜小者：凡辛燥走窜、伤阴耗气者，用量宜小，如细辛、白芥子、吴茱萸、丁香等一般用 3g；苦寒伤胃者如黄连、龙胆草、莲子心、青黛、芒硝等一般用 3～5g；某些气味腥臊难闻者如乳香、没药、紫河车等则很少入汤剂，只配丸药。

药量大小依病情而定：这也是祝氏最常采用的方法。清人唐容川有言："药随病用，分量亦随病用，病变则药变，分量亦变，此之谓加减变通。"祝氏常用圣愈汤加味治疗妇女月经过多或闭经，前者当归、川芎均用 3～5g，恐其活血太过；后者则当归、川芎用 10～15g，加强养血通经之力。又如当归、白芍用常量各 10g，可养血柔肝，缓急止痛，如用当归 15g、白芍 30g 则润肠通便，可治血虚便秘。其它如红花小量和血、大量活血；干姜用 5g 温胃止痛，用 10g 祛寒止泻；柴胡用小量升阳、大量退烧等均属此类。

209

在不违背中医辨证原则的前提下，有选择地把某些具有现代药理研究结果的中药，结合西医病种应用于临床，也是祝氏用药特点之一。他认为这样做不但有助于提高疗效，而且能促进中西医结合工作开展。

例如糖尿病中医辨证以气阴两伤、瘀血阻络型居多，祝氏常用生黄芪、地黄、苍术、玄参、葛根、党参、黄连、枸杞子、女贞子等，经药理研究证实均有不同程度降低血糖的作用，其中前 6 味组成降糖对药方，既符合中医理论，又改善化验指标，二者并行不悖。其它如钩藤、菊花、黄芩、夏枯草、杜仲、牛膝、桑寄生、葛根、地龙降低血压；生山楂、何首乌、草决明、茵陈、虎杖、泽泻、女贞子降低血脂；川芎、赤芍、丹参、红花、葛根、生山楂、羌活、菊花扩张冠脉，改善心肌供血；草河车、土茯苓、贯众、虎杖、茵陈、五味子粉抗乙肝病毒和降低转氨酶；茵陈、金钱草、郁金、威灵仙、蒲公英利胆消炎、松弛胆总管末端括约肌；白花蛇舌草、半枝莲、藤梨根、土茯苓、生薏仁、莪术抗肿瘤、治癌肿；黄芪、党参、当归、熟地、阿胶、鳖甲促造血功能、治疗贫血；黄芪还能强壮身体、诱生干扰素、提高抗病能力；石韦可升高放、化疗引起的白细胞降低；五味子强心、调节中枢神经系统功能等等，祝氏经常在辨证基础上选用之。

医 论 医 话*

由形似转向神似

有的同学问我："如何才能把老中医的经验学到手"？我体会没有捷径可走，只能是规规矩矩、踏踏实实地认真学习，虚心求教，而学习的初始阶段必须先从形似开始。回忆我随施今墨先生学医期间，就是这样一丝不苟、循序渐进地认真学习，模仿他的诊治思路、治疗风格和用药特色，如果能达到以假乱真的程度，说明已由形似开始向神似转化，再进一步总结其规律，掌握其精华和要点，以求融会贯通。

例如施老治疗外感热病时重视内因，强调先是内有蓄热、而后易感外邪，并根据表里比重确定用药；治疗内伤杂病以脾、肾二脏为重点，调养先天后天；治疗咳嗽创宣、降、润、收4法；治疗胃肠病又有温、清、补、消、通、泻、涩、降、和、生共10法等等，均是他多年临床经验的结晶。施老善于运用方剂，他对古今名方和验方的运用有着灵活独到之处。他的处方往往由

211

---

* 此部分系根据祝谌予先生带徒讲课内容记录整理而成。

数个古今方剂合用、化裁而成，主次分明，多而不杂。我曾在临床上下工夫学习施老用方的技巧，受益匪浅，我进一步认识到学习运用古方必须与西医学联系，才能适应临床的需要，并提出"古方今用"的观点。此外，施老对用药配伍非常讲究，双药并书的对药就是施派医学最突出的用药特点，我现在临床所用的许多对药都是从施老那里继承下来的，后来在实践中不断摸索，又增补了不少。以上这些经验或规律都是我通过多年跟随施老侍诊过程中总结出来的，所以我体会没有什么捷径可走。

总之学无止境，希望大家在继承好老中医经验的基础上，本着仲景"勤求古训，博采众方"的学习态度，努力钻研历代中医名著，取其精华，为我所用，再结合西医学进展，勇于实践，不断创新，做一名人民的好医生。我虽年事已高，但对自己的经验从不保守，毫无保留地传授。因此，也希望你们能青出于蓝胜于蓝，造福社会，得益大众。

212

辨证论治琐谈

辨证论治是中医学的精髓和特色，我常讲要加强理论学习，提高辨治水平，这是形势的需要。目前有的中医大夫临床基本功不扎实，对辨证论治方法掌握不够，看病时总是去追求所谓"特效方"、"特效药"，或者热衷于抄录偏方、验方，以所学之方去碰病人所患之病，一旦遇到疑难复杂的病症，往往无所适从，胸无定见，或固守死方，冀有一获；或开大方杂药，漫天撒网，其结果适得其反。这种处方我们称之为不遵法度，即没有遵循辨证论治的原则。我并不否认某些民间验方的治疗作用，仲景的经方及后世的时方在某种程度上也可以称之为"验方"，不过应在辨证的前提下使用，才会奏效如神。

谈起辨证，首先应当明确"证"与"症"是两个不同的概念。汉代以前并无症字，这是后世医家为了与证字区别才解出来的。症指症状而言，如慢性肝炎病人常见有乏力、纳差、胁痛、腹胀、便溏、口苦、尿黄等都是个别单独的症状，医生根据这些不同症状再结合客观检查，运用中医理论进行分析则可归纳为证候。如前所述可辨为脾虚健运无力，表示病位在脾，性质属虚，病理是健运无力。针对这一证候而立健脾益气之法，选用香砂六君子汤加味治疗，这就是辨证论治的全过程。理、法、方、药浑然一体，形成中医特色。因此我认为所谓辨证就是寻找病因、病机及治疗规律的过程，有的疾病只能辨出几种类型，每个类型再探索出合适的处方治疗，找出规律后就可以做到辨证与辨病相结合。

古代中医对疾病的认识非常原始和朴素，治法也简单。如认为病邪侵犯人体部位有上、中、下之分，治疗也不外汗、吐、下3法，从张仲景的《伤寒论》中，我们还可以看到当时有许多病症是由于医生误用汗、吐、下等治法所造成的。张仲景针对外感热病的发生发展规律，创立六经辨证，开中医辨证论治之先河，以后相继有了脏腑经络辨证、八纲辨证、卫气营血辨证和三焦辨

213

证等，它们相互联系、补充和渗透，使中医辨证的体系日趋成熟完善，治法也丰富多彩。

从辨证的角度认识治疗疾病，其实是很科学的方法，但限于历史条件，中医对临床资料的获取主要通过望、闻、问、切 4 种手段，我们今天称为四诊。19 世纪西医传入中国以后，西医以理化检查来确定诊断，以病名来研究治法，即辨病治疗。现在我们有些中医受其影响，临床上也存在重辨病轻辨证的倾向。我素来提倡辨证与辨病相结合而以辨证为主，因为辨证是宏观的，辨病是微观的。中医学术要发展和提高，为什么不能把西医的一些理化检查指标归纳入中医辨证的内容呢？如目前中西医研究已把血液流变学和微循环指标确定为中医血瘀证的标准之一，说明科学在进步，医学在发展。临床工作中，有许多疾病通过中医辨证治疗之后症状和体征已然消失，但实验室指标未恢复正常，不能认为痊愈。此时按中医讲"无证可辨"，只能通过辨病的方法进一步治疗，所以我主张可把西医的一些理化指标纳入中医辨证内容，这对提高中医临床疗效是有益无害的。

勤求古训与博采众方

张仲景在《伤寒论·原序》中有"勤求古训，博采众方"这样两句话，我非常赞赏。勤求古训就是要接受和继承前人的宝贵经验，许多古方都是前贤在临床上经过千锤百炼累积而来的，显示出卓越的疗效。例如《伤寒论》、《金匮要略》的经方和唐宋金元以降的时方，其效果至今仍屡试不爽，倍受推崇，所以我们要认真学习，悉心体会。但是古代疾病的种类不如现代广泛，其原因之一是古人认识和检查疾病的手段不如今人，再者古代社会环境也不如现代复杂，如放化疗后综合征、艾滋病等疾病都是古代所没有的，所以使用古方时要经过我们思考、运化，从而扩大它们的治疗范围。譬如苓桂术甘汤原为仲景治疗"心下有痰饮，胸胁支满，目眩"的通阳化饮之方，我常用其合小半夏茯苓汤治疗梅尼埃病引起的眩晕、呕吐，效果很理想。当归六黄汤出自《兰室秘藏》，本治阴虚盗汗、汗出湿衣，渐渐而躁热，我在临床见到不少甲状腺功能亢进病人躁热多汗，心烦易怒，心慌失眠等阴虚内热之象，于是选其加沙参、麦冬、五味子、生牡蛎等治疗，很快就可控制症状，也可认为是古方今用。又如当归芍药散证，在《金匮要略》的原文是"妇人怀妊，腹中疞痛，当归芍药散主之"，运用范围比较狭窄。数年前我曾治1例尿毒症的老年妇女，由于尿中毒致神识昏迷，头身抽动，手足振颤不已，入医院急诊抢救，经用镇静、止痉药等皆不能解除其神昏肢颤，乃邀我会诊。患者唇干面青，双目紧闭，尿少不畅，肢冷不温，按手止颤取脉，得细弦数之脉。启口观舌淡黯，辨证为血虚风动，窍闭湿阻。依"诸风掉眩，皆属于肝"、"治风先治血，血行风自灭"之理论，立养血柔肝，渗湿开窍为治，选当归芍药散加味。方中以当归、川芎、白芍养血柔肝；白术、茯苓、泽泻利水渗湿，给邪以出路，导水湿从小便而去，配以白蒺藜、生牡蛎熄风平肝，水牛角开窍醒神。1付药后头定神清，2 付药后尿量增多，肢颤消除，3 付药后患者可下床活动，由家属搀扶来谢。

至于博采众方是讲我们要向现代的名家虚心求教，不耻下问。我认为，不论是哪一级的医生，或者书刊、杂志所载，甚至是民间流传的，只要其一方一药有效，益于病家，我们都要取其所长，化为己用。我曾向宋向元老先生求教过如何使用麻黄连轺赤小豆汤治疗支气管哮喘、肾炎水肿的经验。又如验方过敏煎，是我从杂志上看到的，非我所创，但经我体会和运化之后治疗荨麻疹、湿疹、支气管哮喘、过敏性紫癜等病确实有效。1974 年时在医院急诊室参加抢救一肝昏迷病人，家属举荐一民间验方，药味有十几种，我根据病情裁减为六味药，病人服后次日神志转清。后来在北京协和医院配制为成药"牛麝散"治疗多例肝性脑病和高热神昏患者颇有效验，变成了我的经验。又如我治疗瘀血型糖尿病所用广木香、当归、赤芍、益母草、川芎为主组成降糖活血方，并非我任意杜撰，而是有其来源的。有一种 ABO 新生儿溶血性黄疸病，原因是母婴血型不合产生抗体后溶血，新生儿出生后全身黄染，存活率很低。西医用换血疗法，一般基层医院很难做到，所以认为有该病病史的妇女不宜再次怀孕。曾有一位新生儿溶血病史的孕妇，再次怀孕后我院产科劝其中止妊娠，本人坚持不从。愈 1 年抱子复诊，母子均健，未出现过黄疸。询其原因系在孕期服当地某老中医的中药预防，成分就是上述 5 味药。协和医大谢少文教授等进行药理研究发现该方确有抑制或者消除免疫性血型抗体的作用。我考虑

216

糖尿病发病机理上有部分人与自身免疫有关，又结合诸多之血瘀见证，所以用其为主组成降糖活血方，取其既有活血化瘀之功又有抗自身免疫反应的作用。

用药如用兵

《孙子兵法》云："知己知彼，百战不殆。"历代兵家无不奉为至诚。医家治病，有如兵家打仗，用药用兵，均同此理。

所谓用药如用兵，意即医家治病需通晓药性，用之得当，则疾病立消，有如兵家用兵，用之得当，则旗开得胜。若医家不谙药性，用药不当，则不仅病邪不祛，反伤正气，甚者贻误性命，有如兵家用兵不当，非但不能取胜，反而损兵折将，一败涂地。历代兵家常胜者，必善用兵；历代医家有名者，必善用药。著名已故医家施今墨先生在用药上颇有创新。施先生治病，常以两药相伍而用，名之曰：对药，配伍得当，常能取得奇妙的功效。如黄芩单用可清肺胃之热，配伍白术则为保胎圣药；配伍半夏则可制胃酸。一味药经过巧妙配伍，能超出原有的功效，可见配伍用药是很有学问的。其它如桔梗配枳壳，二药一升一降，上下通达，可理气机；苍术配玄参，二药一燥一润，一散一收，治消渴、降血糖等，这种例子很多，不一一枚举。关于对药配伍的方法，在古代医家亦不乏其例。张仲景在《伤寒论》桂枝汤中，以桂枝配白芍，二药一阳一阴，一表一里，一通一收以和营卫；生姜配大枣，二药一表一里，一辛一甘，既调营卫，又保胃气，其择药之精，组方之巧，令人叹为观止。

以上例子说明熟知药性，合理组方之重要性，临床医生切切不可忽视，这是学习中医重要的基本功，掌握了这项基本功，辨证准确，治疗中便可驾轻就熟，有如兵家通晓兵法，胸中自有雄兵百万，如此方能调兵遣将运筹帷幄，决胜千里。

用药配伍发挥

医家治病的主要武器是靠药物调整阴阳、扶正驱邪。中药有数千种之多，临床常用者亦有 400 余味，每味药单用仅能起单一的治疗功效，只有合理配伍之后才能发挥多种治疗功效。张仲景《伤寒论》131 方，仅用 90 多味药，治疗范围之广，令后人仰止，其关键是配伍严谨。缪仲淳《本草经疏》曰："上古之人，病生于六淫者多，发于七情者寡。故其主治尝以一药治一病或一药治数病。今时则不然，七情弥厚，五欲弥深，精气既亏，六淫易入，内外胶固，病情殊古，则须合众药之所长，而又善护其所短，乃能苏涸瘵而起沉疴。"可见医家不仅要熟谙药性，而且要详究配伍，再参照现代某些药理研究成果，方可用之有效。余临证数十年，对用药配伍聊有心得，兹举 10 对药配伍为例示范于下，供同道参考。

黄芩：性味苦寒，归肺、胆、大肠经，苦能燥湿，寒能清热，能清肺、胃、大肠之火热兼有解毒、燥湿、止血、安胎作用，药理研究证明可抗菌、降压。配柴胡清少阳而退寒热往来；配白前、桑白皮清肺热而治咳嗽；配白术清热而治胎动不安；配黄连、葛根清大肠热而治湿热泻痢；配半夏和胃降逆而制酸；配银花、连翘清热解毒而治痈肿疔毒；配白茅根凉血而治鼻衄；配茵陈、金钱草利胆而治胆石症、胆囊炎。

黄连：性味大苦大寒性燥，归心、肝、胃、大肠经，尤擅清热燥湿、泻火解毒，为治湿热、火郁、热毒之要药，常用治心火亢盛之烦热神昏、心烦失眠，血热妄行之吐血衄血，胃肠湿热之呕吐泻痢及热实之消渴症。配黄芩善治烘热多汗；配酸枣仁清心除烦而治不寐；配栀子泻火解毒而治痈肿；配干姜和胃降逆而治呕吐泛酸；配龙胆草清肝泻火而治目赤肿痛；配桂枝治上热下寒之口苦足冷；配羚羊角清热凉血而治高热神昏；配天花粉、生地清胃火而治消渴。

219

黄芪：性味甘温，归肺、脾经，补脾益气、升阳举陷为其主要功效，又能外达肌表，护卫阳、实腠理以固表止汗，鼓舞正气以托毒生肌，温运脾阳以利水消肿，药理研究证实有利尿消肿、降低血糖、消尿蛋白和增强免疫功能的作用。配地黄益气养阴、降低血糖而治糖尿病；配枳壳升清降浊而治脱肛；配当归气血双补治血虚贫血；配桂枝温运阳气治疮疡久不收口或下肢溃疡；配补肾药如川断、女贞子等治气血两亏、肾失摄纳之习惯性流产；配石韦治化疗后血象低下；配桔梗托疮生肌而排脓；配柴胡升阳举陷治头晕；配防己益气利尿治水肿；配苍、白术益气健脾治久泻；配肉苁蓉益气润肠治老人气虚便秘；配芥穗炭、艾叶炭益气摄血治妇女崩漏。

桂枝：性味辛甘温，归心、肺、膀胱经，辛散温通，有温通一身之阳气，流畅气血的功效，可治脘腹冷痛、血寒经闭、关节痹痛、心悸水肿等症，不要把其功效只局限于解肌发表、调和营卫。配麻黄辛温发汗而治太阳伤寒无汗；配白芍调和营卫而治太阳中风有汗；配柴胡解肌退热治发热身痛；配白术温阳降逆治寒饮上冲之眩晕；配防己、茯苓温阳利水治尿少浮肿；配羌活、独活祛寒蠲痹治风寒痹痛；配香附温通经脉治经闭、痛经；配五味子温通心阳治心悸怔忡；配黄芪温中健脾治虚寒胃痛；配仙灵脾温阳壮肾治阳痿、早泄。

桔梗：性味苦辛平，归肺经，能开宣肺气，利咽止痛，化痰排脓，导肠滞，启癃闭，治疗咳嗽痰喘、咽痛失音、胸膈满闷、肺痈吐脓等症，有"诸药舟辑"之称。配甘草为甘桔汤，利咽喉而治咽痛音哑；配黄芪排脓生肌而治咳吐脓血，疮疡不敛；配杏仁宣肺止咳而治咳喘痰多；配枳壳宣畅气机而治胸膈满闷；配萆薢宣肺利水而治身体浮肿；配石韦、土茯苓利水通淋而治淋痛、尿道炎；配银花、紫花地丁解毒消肿而治肺痈、肠痈。

川芎：性味辛温，归肝、胆、心包经，能温通血脉，辛散气滞，为"血中气药"，有活血行气功效。气血流行，血脉畅通，通则不痛，故又为止痛要药，尤其是顽固性头痛，可大量用至20g。常用治气滞血瘀之痛经、经闭、产后瘀阻腹痛、跌仆作痛、疮痈肿痛及风湿痛等症。配白芷、菊花辛温升散，清肝明目，治风寒头痛或肝热目昏；配当归、丹参活血行瘀而治肺心病及冠心病心绞痛；配羌活治血散寒而治肩背风寒痹痛；配白芷祛瘀消斑而治面部色素沉着斑；配香附活血行气可治经行腹痛；配桂枝温经活血可治经闭。

丹参：性味苦、微寒，归心、肝经，专入血分而凉血散瘀，凉血而不致留瘀，散瘀而不致血液妄行，有凉血化瘀、清心除烦之功，主治妇女闭经、痛经、癥瘕积聚、胸腹刺痛、热痹疼痛、心烦不寐、肝脾肿大等症，近年研究有扩张冠状动脉的作用，故常用其治疗冠心病心绞痛。配当归养血活血可治经闭；配延胡索行气止痛可治痛经；配黄连凉血清心可治心烦失眠；配川芎行瘀止痛治瘀血头痛；配柴胡、牡蛎软坚消癥治肝硬化肝脾肿大；配生山楂扩冠定痛治心绞痛；配刘寄奴、苏木破血通络治脉管炎；配三棱、莪术治腹部肿瘤。

生山楂：性味酸甘微温，归脾、胃、肝经，能消食健胃，更长于消磨油垢内积，散瘀活血，用治消化不良之泻痢腹痛，亦治瘀血经闭，产后瘀阻，心腹刺痛，疝气疼痛，生胃酸，降血脂。配神曲、麦芽醒脾开胃，治食欲不振或小儿停食；配槟榔消食化积治宿食不化、大便秘结；配川楝子、乌药治疝气疼痛；配川芎、当归治红细胞增多症；配红花化瘀治经闭和产后恶露不净；配丹参治血脂增高之心绞痛；配制首乌治胆固醇增多症；配乌梅治胃酸缺乏。

五味子：性味酸甘温，归肺、心、肾经，五味俱备，而酸独胜，《本草汇言》称其"在上入肺，在下入

221

肾，入肺有生津济源之益，入肾有固精养髓之功。"故主治久嗽虚喘、梦遗滑精、尿频遗尿、自汗盗汗、久泻不止、津伤口渴、心悸失眠等症。药理研究五味子对神经有双向调节作用，其核仁中有降转氨酶的有效成分，故打碎后用之有效。配麦冬生津止渴，宁心润肺治津伤口渴，心烦失眠；配熟地补肾固精治梦遗；配生牡蛎潜阳敛阴治自汗、盗汗；配酸枣仁养血安神治失眠多梦；配人参、蛤蚧益气定喘治肾虚久喘；配补骨脂温阳止泻治久泻；配益智仁、桑螵蛸固肾缩尿治滑精、遗尿，加入枳壳治尿失禁则效果更佳。

石菖蒲：性味辛温，入心、胃经。其气清爽芬芳，为宣气通窍之佳品，功用芳香化湿，醒脾开胃，化痰开窍，用于治疗湿阻中焦，气机不畅之胸脘闷胀、不思饮食以及湿浊蒙闭清窍而致的神昏、癫痫、痴呆等症，也可治疗耳鸣、耳聋、健忘。配佩兰芳香化浊而治脘痞不饥；配郁金解郁开窍、宣痹止痛可治气滞血瘀之心绞痛；配蝉衣启闭开窍可治耳鸣、耳聋；配远志交通心肾可治失眠、健忘；配生蒲黄化痰祛瘀可治中风舌謇；配辛夷宣肺通窍可治鼻塞不通；配羌活、路路通温通胞脉可治输卵管不通；配乌药化气启闭可治尿频不畅。

《精通治则治法 贵在应用》

辨证明确之后，选方用药之前，精通治则与治法至为重要，精通的目的在于应用。中医的治则、治法丰富多彩，例如"上病取其下，下病取其上，上下皆病取其中"的原则，我常用于指导治疗血症。即人体上部之出血如衄血、咯血、呕血等称为"病在上"，治宜用降气、降火的方法"取其下"，常选用苏子、代赭石、牛膝、大蓟、小蓟等降气引血下行的药物。人体下部之出血如尿血、便血、崩漏等称为"病在下"，治宜用升提、举陷的方法"取其上"，常选用柴胡、黑芝麻、黑芥穗、生荷叶等轻清上浮的药物。如人体上下均出血，治疗唯有"取其中"，可选用独参汤或五味异功散为主，补中益气，中气旺则血自归经。施今墨先生曾治一人，暴怒伤肝，呕血盈碗，便血如注，脉微欲绝。乃用老山参60g炖汤频饮，结果一昼夜而血止。但并不能说治疗所有的血证都要采用上述方法，而是要正确理解上、中、下的含义，举一反三，指导临证。

又如中医有"热见热亲，寒见寒亲"的说法，其实是论寒热病证与寒热药物的关系。一般治则是寒者热之、热者寒之，但有时治温热病邪在肺卫而过用苦寒，则会发生阳热被阴寒格拒于内的"寒包火"现象，亦称"冰伏"。表被寒遏，内有郁热不得发泄，治疗不能再用常法，可根据"火郁发之"的治法，在大量清热药物中配以少量辛温透邪之品如麻黄、荆芥等，外透内清则病易速愈。可见治则治法本是活泼的。

还有某些比较特殊的治法，如"肾病治胃，胃病治肾"，是根据五行生克规律归纳出来的。胃为阳土，肾为阴水。肾者胃之关也，二者关系密切。如慢性肾炎、尿毒症患者虽病位在肾，但常伴纳食不甘、恶心呕吐等症状，可以考虑从胃治疗，我以香砂六君子汤为主方加

223

菖蒲、佩兰、竹茹、旋覆花等和胃降逆之品，亦称为培土制水法。溃疡病多年的患者主要病位在胃，但常会伴腰酸背痛、阳痿膝软等肾虚症状，当治胃不效时可改用治肾，我常以钟乳石方（药味见前）为主寒温并举，暖火生土。

《 桂枝汤方论 》

桂枝汤为群方之冠，各医家均以"滋阴和阳，解肌发汗，调和营卫"论述其功用。我体会桂枝汤实为健脾胃、和营卫的强壮剂。调和营卫根源于健脾和胃，因脾胃为后天之本，气血生化之源，营卫之气滋生于中焦脾胃，故曰脾主营，胃主卫。从《伤寒论》有关桂枝汤证诸条文来看大都具有脾胃症状。外邪侵袭人体受病，主要在于内因。经云："正气存内，邪不可干"，"邪之所凑，其气必虚。"都说明正气不足以抗御外邪则易受病。正气即指脾胃之气，人体虽赖先天之肾气资生，但必须由后天脾胃之气不断补充。从药物功能来看，桂枝有解肌温通经脉的作用，药理研究证实桂枝含桂皮油，能促进唾液和胃液的分泌，帮助消化。《本草纲目》载白芍有"安脾肺，收胃气，理中气，治脾虚中满"的作用。药理研究白芍能抑制胃液分泌。桂枝配白芍能调节胃液分泌（前者促进、后者抑制）。《本草纲目》载甘草可用于"温中下气、烦满短气……缓正气，养阴血，补脾胃。"药理研究证实甘草有解痉和抑制胃酸分泌的作用。生姜温中散寒，健胃止呕，助桂枝以行卫气；大枣调补脾胃，益气生津，助白芍以和营阴。可见方中 5 味药物，无一不是对脾胃起治疗作用。况原方后注云："服已，更啜稀粥一盏，以助药力。"此藉谷气内充健胃则邪不复入。再从桂枝汤衍化出的方剂来分析，如小建中汤、黄芪建中汤等方也都是温阳健胃的名方。因此我认为桂枝汤之和营卫源于健脾胃，是扶正的强壮剂。常用其治疗由脾胃不足所引起的诸多病证及虚人感冒，取效理想。

《补阳还五汤之应用》

补阳还五汤是清代医家王清任所创制的治疗半身不遂的名方，体现出补气以活血的治则。人体气血不可分割，气为血帅，血随气行，人所共知，所以从古至今的活血化瘀方剂总离不开气分药，不是补气便是行气，这方面在《医林改错》中得到充分发挥，我常用补阳还五汤治疗病在上的脑血管意外后遗症、病在中的冠心病心绞痛以及病在下的深部静脉炎或栓塞，但必须是辨证属于气虚血瘀者，而且有加减。如脑血管意外后遗症神志不清加菖蒲、远志开窍化痰；头痛头晕加茺蔚子、钩藤解痉熄风；血压增高加珍珠母、怀牛膝平肝潜阳；肢体麻木加豨莶草、鸡血藤、桑枝、桑寄生；口眼㖞斜加全蝎、白僵蚕；语涩言迟加菖蒲、生蒲黄、白术；痰涎壅盛加天竺黄、竹沥水、化橘红；下肢无力加千年健、十大功劳、桑寄生、金狗脊。治冠心病如胸闷短气加瓜蒌、薤白、枳壳、桔梗通阳宣痹；心痛频发加菖蒲、郁金、丹参、三七行气活血；心悸脉律不整加党参、麦冬、五味子、柏子仁益气养阴。治下肢深部静脉炎或栓塞如见肢冷者加麻黄、桂枝、川草乌等温通阳气；患处红肿者加金银花、蒲公英、黄柏等清热解毒；肢体水肿加益母草、泽兰叶、车前子、防己活血消肿；疼痛不能远行加苏木、刘寄奴、鸡血藤活血止痛。

治嗽四法　宣降润收

咳嗽之证，内伤外感，病因颇多，然其病位不离乎肺。盖肺位最高，主清肃之令，司一身之治节、百脉之朝会。外合皮毛，管连于喉，窍通于鼻，为诸气之海、呼吸之机也。故病则声嘶咳嗽气喘，虽似轻症，能酿大患。余见时医治嗽，不辨病情，不求病理，或谓嗽属"炎症"，动辄银花、连翘、鱼腥草、白花蛇舌草等大量清热解毒之剂滥施；或谓咳乃阴虚，随意川贝、枇杷叶、沙参、麦冬等滋润寒凉之品杂投，殊不知愈治愈嗽，数日之病延至数月不解。张景岳论治咳嗽云："治表邪者，药不宜静，静则留连不解，变生它病。故忌寒凉收敛，经所谓肺欲辛者是也。治里证者药不宜动，动则虚火不宁，燥痒愈甚，故忌辛香燥热，所谓辛走气，气病勿多食辛是也。"此论颇有临床指导意义。余根据咳嗽诊治规律，曾拟出宣、降、润、收 4 个治疗法则，适用于咳嗽发展的各个时期，尚感得心应手，兹介绍于下：

宣法：咳嗽多由外邪引起。六淫袭人，风为先导，皮毛先受，是谓表证。皮毛应肺，故多见寒热咳嗽，咽痒咽痛，咳呛频作，痰白不多，舌白苔，脉浮滑。此时当用宣法。宣者，宣解、宣散、宣透也，即用之以宣发在表在肺之邪，则肺气畅达，咳嗽遂止。常用自拟方：钩藤、薄荷、桑叶、菊花、前胡、白前、桔梗、杏仁、桑白皮、炙紫菀、甘草。胸闷痰多加厚朴、陈皮；咽喉肿痛加银花、连翘；头身疼痛加荆芥、防风；痰黄加鱼腥草、黄芩。

降法：邪袭肺卫，经用宣法，多可邪解咳平。但亦有表证已除，咳逆未止，甚则肺胀胸满、咳嗽多痰、气急上涌、咳呛频作、脉弦滑有力者，此时宜用降法，以使上逆之肺气得以清肃下降，常用五子定喘汤（苏子、莱菔子、白芥子、葶苈子、杏仁）加半夏、茯苓、前胡、旋覆花等降气化痰，止咳平喘。若内有停饮，咳喘气逆，亦用苓桂术甘汤之属温阳化饮、平冲降逆。

润法：久咳不已，耗气伤津，燥咳无痰，甚则伤及血络而见痰带血丝，咽喉干痛，便干尿赤，胸胁刺痛，舌红，脉细数，宜用润法，滋肺胃之津液，清肺肝之邪火。常用沙参麦冬汤、桑杏汤、清燥救肺汤等随证情轻重投之。可加川贝母、枇杷叶、黛蛤散等润燥化痰之品。若兼乏力神疲、气短不续是属气阴两伤，我喜用张锡纯升陷汤加沙参、麦冬、五味子、桑白皮、枇杷叶等益气养阴，生津润肺。亦有肝强肺燥、木火刑金之咳嗽，症见咳嗽气逆、口咽干燥、心烦易怒、胸胁刺痛、舌红脉弦数，常用丹栀逍遥散加桑白皮、地骨皮、沙参、麦冬、枇杷叶等清金制木，润肺宁嗽。

收法：咳嗽日久，咳而无力，短气不足以息，劳则加剧，伴头晕心悸，腰酸膝软，咳则遗尿，舌淡，脉沉细，此肺气亏损，金不生水，而致肾气不固，摄纳无权。此时宜用收法，收敛肺肾耗散之真气，纳气归元。常用百合固金汤、麦味地黄丸加生白果、益智仁、诃子肉、乌梅等养肺肾之阴以补敛耗散之气。若虚极欲脱者可用独参汤急挽其气。

以上4法，次序不可前后颠倒，但也不能截然分开，有时两法可因病情合用，但有主次之分，贵在掌握时机，以免误治。

诸病不愈　寻到脾胃

脾胃为后天之本，气血生化之源，故李东垣提出"内伤脾胃，百病由生"的论点。他擅长治疗脾胃内伤疾病，注重以升阳益气为主调理脾胃升降，补脾以甘温为重，参以苦寒泻火而护元气，创制了补中益气汤、调中益气汤、升阳益胃汤、清暑益气汤等著名补脾胃方剂，开补土派之先河。我在治疗有些慢性病如眩晕、胸痹、低热、崩漏等疗效不佳时，常从调理脾胃而另辟途径，应手取效。

我认为中医的脾胃病不仅包括西医消化系统疾病，也包括其它系统有脾胃损伤的病证。因脾胃之盛衰对肝、心、肺、肾4脏皆有影响，脾胃之气衰败，可以导致其它脏腑之气的衰败。《脾胃论》云："脾胃不足，不同余脏，无定体故也。其治肝、心、肺、肾有余不足，

228

或补或泻，惟益脾胃之药为切。"周慎斋亦云："诸病不已，必寻到脾胃之中，方无一失。何以言之？脾胃一伤，四脏皆无生气，故疾病日多矣。万物从土而生，亦从土而归，治病不愈，寻到脾胃而愈者甚众。"所以，我治疗脾胃与肝、心、肺、肾四脏同病时，常本着异病同治的原则用香砂六君子汤加减化裁，培土兼治四脏。如慢性肝炎患者症见肝区疼痛，口苦咽干，乏力腹胀，纳差便溏，用本方合逍遥散健脾疏肝，即"见肝之病，知肝传脾，当先实脾"之义；冠心病心绞痛患者，症见胸闷气短，心区隐痛，心悸乏力或脉律不整，嗳气打嗝，用本方加生脉散、柏子仁、丹参、生山楂、菖蒲、郁金等益气养阴、活瘀止痛，心脾同治；慢性支气管炎患者，症见咳嗽痰多，动则气喘，胸闷少食，大便溏薄，用本方合三子养亲汤或止嗽散加减，健脾益气，化痰止嗽，培土生金；慢性肾炎或尿毒症患者，症见肢体浮肿，头晕耳鸣，纳差呕恶，腰酸尿少，治用本方加大黄、附子或合六味地黄汤化裁，健脾益肾，利水消肿，脾肾合治。

漫谈萎缩性胃炎的治疗

萎缩性胃炎的病变部位主要在脾胃，因脾主运化，胃主受纳，是中医重要的消化器官，但与肝气郁结，横逆犯胃也有一定关系。临床常见胃脘痞闷或胀满疼痛或嘈杂不舒，及嗳气打嗝、食欲不振，大便不调等症状。由于是慢性久病，消化吸收功能不好，所以常伴有面色苍白、乏力神疲、形体消瘦等脾胃虚弱的现象，我体会大多数属于中虚气滞证候，习用香砂六君子汤加味治疗。药用：广木香 10g，砂仁 3g（后下），党参 10g，白术 10g，茯苓 15g，生甘草 10g，半夏 10g，陈皮 10g，蒲公英 20～30g，以健脾和胃，理气消胀。如兼打嗝不畅加桔梗、枳壳各 10g；嘈杂反酸加黄芩 10g、乌贼骨 15g（后下）；食欲不振加菖蒲、佩兰叶各 10g；消化不良，苔厚加焦三仙各 10g、鸡内金 10g；大便溏薄加苍术、苏梗、藿梗各 10g，生苡仁 20g。

本病属于中医的"痞证"、"胃脘痛"或者"嘈杂"的范畴，西医胃镜检查可见胃黏膜萎缩，甚至肠上皮化生及异型增生，常伴有黏膜的糜烂、出血。有些患者胃酸测定分泌减少。因此曾有的中医常以生山楂、木瓜、乌梅、白芍等酸味药为主组方，试图增加胃酸，保护胃黏膜，实践证明疗效并不理想。

我认为治疗应抓住脾胃升降的特点进行辨证。脾主升清，喜燥恶湿；胃主通降，喜润恶燥。萎缩性胃炎发展到一定阶段常表现为脾不健运，胃失和降，中焦气滞，痰湿内阻，虚实夹杂的病理变化，出现胃脘嘈杂，脘痛喜按，口干口苦，喜饮冷食但食后脘痛加剧，肠鸣便溏，嗳腐吞酸，舌苔黄腻，脉象沉弦等症状，这是寒热凝结于中焦，导致上热下寒，升降失常。治疗宜辛开苦降，平调寒热，用半夏泻心汤加味，可重用生甘草 10g 取其清热和胃，保护胃黏膜的作用。如果检查发现幽门螺旋菌（HP）阳性，还可加入蒲公英、丹皮、乌梅等抗 HP 作用的药物。

　　萎缩性胃炎疼痛的发作与情绪波动有关系者，临床多呈胃脘疼痛、牵引两胁、胸闷太息、心烦易怒、失眠多梦、舌红脉弦等肝胃不和证候，治宜疏肝和胃，理气止痛。我常用逍遥散加厚朴、陈皮、川楝子、泽兰叶之类治之。大便干者重用白芍 20～30g；失眠多梦加白蒺藜 10g、首乌藤 15g；伴胆汁反流加茵陈、金钱草、菖蒲、郁金等利胆清热药。亦有胃阴不足而舌红无苔，口干纳差，脉细无力者，本着"津枯宜生"的治则，可在益气、健脾、疏肝、和胃的基础上加生地、麦冬、沙参、石斛、生山楂、乌梅等，不专主养阴而胃阴调自生。此外，治疗期间宜生活规律，忌烟、酒、浓茶、辛辣之味也很重要。

高血压用桂附辩

231

　　中医治疗高血压的方法众多，但还没有发现一种药物或方法可以统治各种类型的高血压。缘由其体质不同、病因复杂、病机多变，尤其是精神因素的影响甚大，故而调整机体阴阳气血之平衡相当重要。据说有的中医治疗高血压时，不敢应用肉桂、附子，认为用肉桂、附子等温热药物后能升高血压，于病情不利，不知此理论源自何处？

　　盖古人云："有是病就用是药。"高血压辨证属于肝肾阴虚、肝阳上亢时用温热药固然不宜，但若辨证属阴阳两虚、虚阳上浮者则非投桂附之剂不可，其临床特征是头晕耳鸣，畏寒肢冷，尿频便溏，肢麻浮肿。我曾治一老妪，患高血压有年，血压波动于 180～200/100～110mmHg，遍尝滋阴潜阳、平肝熄风之剂无效，询其腰酸膝冷，四肢不温，大便溏薄，舌淡胖，脉弦。投桂附地黄汤加怀牛膝、桑寄生、夏枯草、钩藤等阴阳双补，温养命门。服药 1 周后血压即降至 150/90mmHg，足以说明中西医结合不能脱离辨证论治，孰谓治高血压不能用桂附?!

心律失常证治一得

心律不齐在脉象上中医称之为结脉、代脉或促脉。现代医生在病历上书写"脉结代"，把二者混为一谈是不对的。结脉是脉缓而有不规则的间歇，代脉是有规律的间歇，促脉则是脉数而有不规律的间歇，所以结脉与代脉不能相提并论。结脉、促脉在临床常见，代脉则极为少见。结脉多见于慢性病，促脉多见于热性病。

出现结脉必还伴有其它症状，如胸闷、憋气、心悸、自汗、畏寒、浮肿或者气喘、怕热、咳嗽、胸痛、肢麻，舌质有淡、有黯、有瘀，从而可辨为"阴盛气结"、"气虚血瘀"、"气滞血瘀"，"心阳不振"等不同证候。现在有些中医对心律不齐，不加辨证，统以炙甘草汤作为治疗心律不齐的"特效方"，其实炙甘草汤对于心气不足，心血亏损者效果较好，对于其它类型之心脏病则不适宜。我个人的经验是：气虚血瘀者用补阳还五汤为基本方；气滞血瘀者用血府逐瘀汤为基本方；心阳不振者用真武汤、桂枝加龙骨牡蛎汤为基本方；气血两亏者以炙甘草汤为基本方。可随证加生脉散、柏子仁、桂枝、菖蒲、远志等强心之药。如确系冠心病之心律不齐，有时也用自拟葛红汤（药味见前）为主加减治之。

《 王清任对活血化瘀的贡献 》

王清任（1768～1831），河北省玉田县人，是我国清代著名医学家。他一生敢于疑古，重视实践，勇于创新，在总结其 40 年临床经验的基础上，撰写了他的医学名著《医林改错》。其学术思想——活血化瘀学说，日益受到国内外医学界的重视，对中西医结合医学的发展有着重要的现实意义。

（一）王清任敢于疑古，勇于革新

在封建意识浓厚的时代，王清任敢于对古典医籍中有关人体解剖的论述提出异议，并亲自实践，探索人体内脏构造。这种敢于疑古精神，值得钦佩。但是，在我们科学昌盛的现代，还有人尊古崇古，把经典著作，视为篇篇锦绣，字字珠玑，一字不能移，一字不能改。有些人承认我国古代有解剖知识，但当与现代解剖学对不上号时，却又说古人讲的脏腑不是现代解剖学的脏腑。总之，对古人的论述，不能提出异议。由于历史条件的限制，王清任《医林改错》中所讲的脏腑、气管、血管，与现代解剖学讲的也不一致。我想，王清任如果生

233

在现代，以他的疑古、革新的精神，必然会有更大的成就。

（二）王清任重视实践

在那个不能解剖人体的时代，王清任能亲自去看小儿的尸体，去刑场目睹剐刑者的脏腑，这比有些人只搞文字游戏，空谈理论，不重视实践，要强得多。由于他长期实践，提出了"治病之要诀，在明白气血，无论外感内伤……所伤者无非气血"的观点。以气血理论为指导，把补气和活血融为一体，运用于血瘀证的治疗中，并在实践的基础上，创立了治疗半身不遂的补气活血的著名方剂补阳还五汤，这对血瘀证的治疗是一重大贡献。

（三）王清任对活血化瘀的精辟见解

234

最古的医籍《内经》，就有瘀血的记载，清代唐容川也曾著《血证论》，但对活血化瘀疗法阐述不及王清任。王清任所创制的以逐瘀命名的 6 个逐瘀汤及补阳还五汤，至今仍在临床上使用，并且疗效满意，在临床上经得起重复。他所拟方剂，是在气血相关学说的指导下，由实践上升为理论，再以理论指导实践，经多次反复才创制的。有人说王清任叛经离道，我说王清任的创新精神是值得钦佩和学习的。

王清任的活血化瘀的理论与组方，都是在气血相关学说指导下提出的。人体气血是不能分割的，气为血帅，血随气行，这是中医界人人都懂得的道理，从古至今的活血方剂，总离不开气分药，不是益气，便是理气，所以王清任强调气与血的关系。我们把通窍活血汤、补阳还五汤以及6个逐瘀汤分析了一下，用桃仁者7方，红花者7方，赤芍者7方，川芎者5方，当归者6方，生地者2方，五灵脂者3方，没药者2方，蒲黄者1方，丹皮者1方。看来，王清任所用的活血药是以桃仁、红花、赤芍、当归、川芎为主要药的。8个活血方中，益气活血的只有补阳还五汤重用黄芪，其它7个活血方，都是理气活血，其中用枳壳3方，柴胡3方，乌药1方，麝香2方。所以组成活血化瘀方，要根据中医辨证来用益气活血和理气活血，不能单纯用活血药，必须加气分药。中药中，有气血两性的药物，如川芎、香附、延胡索、姜黄、牛膝之类。现在有些活血化瘀方，脱离了中医理论，活血方中单用几味活血药，把中药讲的气血分割开了，总感到有些废医存药的味道。

235

　　活血药，从中医来讲，可分为养血活血药、一般活血药、破血药、攻血药4种，这只是习惯用药，尚未用科学方法来定其活血程度。养血活血药有当归、鸡血藤、红花（少量），这类药比较少；一般活血药有祛瘀生新作用，如桃仁、红花、川芎、赤芍、丹参、益母草、藕节、鸡冠花、地锦、五灵脂、蒲黄、茜草、三七、血余炭、月季花、凌霄花、丹皮、泽兰；攻瘀破血作用的有苏木、大黄、延胡索、水蛭、虻虫、蟅虫、地龙、刘寄奴、泽兰、生山楂、王不留行、牛膝；还有破癥祛瘀比较峻烈的药如乳香、没药、血竭、阿魏、三棱、莪术、穿山甲、土鳖虫。以上这些药物，只是我在临床上的习惯用法，并没有通过药理或血液流变学的实验研究验证。有些药物，如川芎、当归、丹参等，虽作过成分分析，但还没有定活血的程度，所以，谨作参考。

验 案 选 析

《 肺泡蛋白沉着症 》

张某，男，44 岁，采购员。1978 年 6 月 16 日初诊。

主诉：咳嗽、咯痰、胸痛、进行性呼吸困难 1 年。

患者于 1977 年 3 月突发高热，伴咳嗽、咯痰，经胸透诊为"肺部感染"，用青、链霉素及庆大霉素等药治疗 2 个月，发热消退，但咳嗽、咯痰未见明显好转。咯痰呈白色泡沫状，每日 10 余口，胸胁经常疼痛，疲乏无力，胸闷气短，平地走路较急或上三层楼时即感气不接续，连连作喘，纳食减少，体重减轻约 15kg。1978 年 3 月收住我院内科。既往无慢性咳嗽史。

入院时体检：体温正常，脉搏 84 次/分，血压 100/80mmHg，呼吸 17 次/分。发育营养正常，神清合作，面部及手背皮肤较黑，掌纹较深，齿龈、舌上见色素沉着斑，口唇及指甲轻度发绀，杵状指。两肺可闻散在干啰音，右肺底可闻湿性啰音，左肺底偶闻湿啰音。呼吸音普遍较低。心律齐，无杂音，心界正常。胸片示两肺中下野均有广泛片状浸润阴影，边缘模糊，以下野为多见，部分有融合，其间有腺泡状结节影，无明显肺

237

间质纤维化及肺动脉高压的表现。痰病理检查：有大量粉染蛋白样物（PAS 染色强阳性）。

根据以上病情，拟诊为"肺泡蛋白沉着症"。4 月 10 日行开胸术做肺活检，病理报告证实为本病。5 月 6 日开始采用肝素、糜蛋白酶溶于生理盐水中超声雾化吸入，并予活血化瘀中药 6 剂，病情未见明显改善，邀请祝氏会诊。

现症：咳嗽，痰白黏不易咯出，两胁隐痛，胸中满闷，气短不足以息，上楼或活动稍多则气促，乏力纳差，颜面晦黯不华，唇甲青紫，二便如常，脉沉细弦滑，舌体胖有齿痕，舌下静脉瘀张。

辨证立法：胸中大气下陷兼瘀血阻络，痰浊不化。治以升举大气、活血通络、肃肺化痰，方宗升陷汤加味。

238

处方：生黄芪 25g，知母 10g，柴胡 10g，升麻 3g，桔梗 10g，当归 10g，川芎 10g，丹参 15g，旋覆花 10g（布包），海浮石 10g（布包），葶苈子 10g，生薏苡仁 25g。每日 1 剂，水煎服。

服中药期间仍继续应用超声雾化吸入治疗。

服上方 6 剂，病情明显好转，饮食增加，气短减轻，因痰量同前乃于前方加杏仁 12g。续服 30 剂后，饮食由每日 450g 增至 750g，行路及上楼亦不觉气短，并从 7 月 14 日开始慢跑锻炼，以后逐步增加运动量，7 月 26 日以后，每天清晨可慢跑 3000m。肺功能检查：第 1 秒时间肺活量由治疗前 89.5% 恢复到 100%，氧分压由 69.4mmHg 升至 80.2mmHg，肺内分流由 12.4%降至 7.32%，生理死腔由 44.2%降至 26.77%。胸片复查：肺内阴影无显著改变。由于病情平稳，于 1978 年 7 月 27 日带方出院返回当地。

处方：生黄芪 25g，党参 15g，知母 10g，桔梗 10g，柴胡 10g，升麻 3g，旋覆花 10g（布包），黛蛤散 15g（布包），紫菀 10g，杏仁 10g，白前 10g，冬瓜子 30g。服法同前。

按：大气下陷一症，近代名医张锡纯于《医学衷中参西录》中论述颇详。张氏认为所谓"大气"即《内经》之宗气，"名为大气者，诚以其能撑持全身，为诸气之纲领，包举肺外司呼吸之枢机……此气一虚，呼吸即觉不利，而且肢体酸懒，精神昏愦，脑力心思，为之顿减"。祝氏认为，本案以典型之大气下陷为其主要见症，然而胸中大气一虚，津液失却敷布，血行瘀滞不畅，故又兼痰浊与瘀血之证。治疗时如果只看到痰浊与瘀血之标，不顾大气下陷之本，病人痛苦实难解除。故拟用张氏升陷汤为主升举下陷之大气，复加当归、川芎、丹参化瘀通络；旋覆花、葶苈子降气肃肺；海浮石、生薏苡仁化痰健脾，力补原方之不逮。辨证明确，立法遣药精当，故收效迅速。

肺泡蛋白沉着症系一少见疾病，国内外报道不多，中医无此病名，当然也不可能知道用哪些药物可以消除肺泡所沉着蛋白物质。祝氏强调对某些疑难病症必须遵循中医辨证论治的原则，本案在使用超声雾化吸入疗法

239

基础上，仅服中药 30 余剂，患者的肺功能、症状等均有明显改善和好转，获得较满意临床疗效，但肺内病变并未消失，尚需深入研究。

高血压合并三叉神经痛

苑某，女，66 岁，退休工人。1994 年 3 月 14 日初诊。

主诉：高血压 10 余年，左面颊发作性剧痛 1 年。

患者于 10 年前发现高血压，最高时达 230/110mmHg。间断西药降压治疗，血压不稳定，并经常头晕头痛，烦躁易怒。1993 年春感冒后发生左面颊发作性剧痛，手不能触摸，张口咀嚼受限，某医院诊断为三叉神经痛，经服多种镇痛解痉西药及针灸、中药治疗，仍不能控制，遂来求治。

现症：头晕头痛，耳鸣耳痒，左面颊发作性剧痛，牵引至前额、耳前，手不敢触摸，张口咀嚼受限，影响进食、刷牙与睡眠，每日发作数次。口苦心烦，腰酸膝软，大便干燥，舌红黯，苔白，脉弦劲且上鱼际。查血压 200/110mmHg。

辨证立法：阴虚阳亢，风火上扰。治宜滋阴潜阳，平肝熄风，清热解痉，方用杞菊地黄汤加味。

处方：枸杞子、菊花、生地、熟地、山萸肉、山药、丹皮、茯苓、泽泻、川芎、白芷、牛膝各 10g，钩藤、夏枯草各 15g，桑寄生 20g，灵磁石 30g（先下）。

每日1剂，水煎服。

治疗经过：服药14剂后诸症均减，左面颊疼痛程度亦有减轻，血压降至170/90mmHg。守方川芎用量加至15g，再服7剂，面颊疼痛基本控制，能张口咀嚼进食，腰膝有力，仍有心烦失眠、急躁易怒，血压为150/90mmHg，守方加酸枣仁15g连服半月。5月9日复诊时诸症均减，血压正常，仍以原方为主调治，随诊半年无反复。

按：本案之高血压合并三叉神经痛，从西医诊断来讲是两个不同的疾病，然其按照中医病因病机分析，却有相通之处。患者年逾花甲，肝肾精血渐衰，阴亏于下，木失水涵，风阳内动，上犯清窍而见头晕头痛，耳鸣耳痒；阴不制阳，风火相煽，上逆于面，气血不通是故面痛频作，手不能触；腰为肾之府，膝为筋之汇，肝肾不足，肾府不充，血不养筋则腰酸膝软；阴虚火旺，心神被扰则口苦便干，心烦失眠。祝氏治疗不拘于西医病名，而宗中医病理，以杞菊地黄汤为主补肝肾之精血而固其根本；加川芎、白芷、钩藤、夏枯草平肝熄风、通络镇痛以治其标；牛膝、桑寄生、灵磁石潜阳引血下行而降血压。经治2个月，不仅血压恢复正常，三叉神经痛亦基本痊愈，堪称异病同治之佳案。

非胰岛素依赖型糖尿病

金某，女，46岁，工人。1994年9月16日初诊。

主诉：乏力、口干、多尿3年。

患者于1991年因乏力，不耐劳累，口干多尿，检查血、尿糖均增高确诊为糖尿病。先予饮食控制及口服消渴丸，半年后改用愈消散（中成药）及优降糖治疗，但病情控制不理想。目前，每日主食控制在300g，口服优降糖每次2.5mg，每日3次。化验空腹血糖为10mmol/L，午餐后2小时血糖为13.9mmol/L。

现症："三多"症状不明显，乏力头晕，失眠多梦，口干，腰酸膝软，双下肢疼痛，夜尿多，大便干燥如球，二三日一解，闭经两年，舌体胖，质淡黯，脉细弦。

辨证立法：气阴两伤，肝肾不足，瘀血阻络。治宜益气养阴，补益肝肾，活血通络。方用降糖对药方加味。

处方：生黄芪30g，生地30g，苍术15g，玄参30g，葛根15g，丹参30g，川断15g，枸杞子10g，桑寄生20g，鸡血藤30g，酸枣仁15g，首乌藤15g。每日1剂。

二诊（1994年10月7日）：服药21剂，较前有力，大便通畅，入睡亦佳，仍口干，下肢疼痛，化验空腹血糖为11.7mmol/L，后餐后2小时血糖为12.3mmol/L，舌淡红，脉细弦。守方去生地、酸枣仁、首乌藤、加生、熟地各15g，羌、独活各10g，再服21剂。

三诊（1994年11月4日）：体力增强，肢痛减轻，夜间躁汗，大便少黏。守方去枸杞子、羌活、独活，加苏梗、藿梗各 10g，白芷 10g，生薏苡仁 30g，再服14 剂。

四诊（1994 年 11 月 18 日）：诸症均减，月经来潮，1 周干净。空腹血糖 8.1mmol/L。自觉心慌躁热。守方去苏梗、藿梗、白芷、生薏苡仁，加黄连 5g，黄芩、党参、麦冬、五味子各 10g，再服 14 剂。

五诊（1994 年 12 月 2 日）：下肢疼痛消失，口不干，二便如常，躁热减轻，空腹血糖 6.7mmol/L，午餐后 2 小时血糖 9.4mmol/L。守方配制水丸常服，巩固疗效。

按：消渴日久，阴虚累及于气，必致气阴两伤，故糖尿病以典型的"三多"症状为主诉者并不多见，而以乏力神疲、腰酸膝软、心慌汗出等气阴两伤为主诉者居十之七八。气虚不能运血，阴虚燥热灼津，极易形成瘀血之兼证。本案下肢疼痛、月经闭止即是因瘀血导致。治疗选用降糖对药方为主益气养阴、活血降糖，加川断、枸杞子、桑寄生补肾益精，强筋壮骨；鸡血藤、羌独活养血通络，活血止痛。经治 3 个月，血糖接近正常，诸症减轻，肢痛消失，月经来潮，取效满意。

糖尿病合并心律不齐

汪某，男，62 岁，退休工人。1993 年 5 月 10 日初诊。

主诉：阵发性心慌 3 年，乏力、口干思饮半年。

患者 3 年前突发心慌、心律不齐，某医院心电图检查示心房纤颤，经治疗后纠正，但经常心慌气短，劳累后可出现心律不齐。1992 年 11 月自觉乏力，口干思饮，尿频量多，查血、尿糖均增高，确诊为糖尿病。予口服优降糖每次 25mg，每日 3 次治疗，"三多"症状有好转，但一直乏力明显，空腹血糖波动在 11.1mmol/L 左右。

现症：乏力神疲，不耐劳累，心慌躁热，时有心律不齐，腰酸膝软，双下肢酸沉疼痛怕冷，口干饮水不多，视物模糊，夜尿频多。今查空腹血糖 13.9mmol/L，尿糖 150mg/dl。舌淡红，脉细弦。

辨证立法：气阴两伤，心血不足，肝肾亏损。治宜益气养阴、强心复脉、滋补肝肾，方用降糖生脉方加减。

处方：生黄芪 30g，生、熟地各 15g，北沙参 15g，麦冬 10g，五味子 10g，天花粉 20g，生山楂 15g，枸杞子 10g，桑寄生 20g，鸡血藤 30g，威灵仙 15g，羌、独活各 10g。

二诊（1993 年 5 月 31 日）：服药 20 剂，较前有力，下肢疼痛消失，仍有口干、躁热、心慌，化验空腹血糖为 10.6mmol/L，尿糖微量，舌淡黯，脉沉弦。守方去枸杞子、威灵仙、羌活、独活，加黄芩 10g、黄连 5g，丹参 30g，葛根 15g，川断 15g，狗脊 15g，千年健

15g，再服 1 个月。

三诊（1993 年 7 月 5 日）：下肢有力，躁热心慌告愈，仅觉视物模糊，空腹血糖为 9.4mmol/L。守方加白蒺藜 10g 继服。

四诊（1993 年 9 月 20 日）：上方连服 2 个月，诸症告愈，空腹血糖降至 7.5mmol/L，尿糖阴性。乃将原方配制水丸，如梧桐子大小，每服 10g，每日 3 次，以资巩固。

按：糖尿病患者合并心血管病变的机会较非糖尿病患者明显为多，治疗亦相对复杂。本案虽患糖尿病半年，但已有阵发性心房纤颤史 3 年，并经常心慌气短，脉律不整，说明心血不足，心脉已然受损，故治疗以降糖生脉方益气养阴，强心复脉为主。腰酸膝软、视物模糊、夜尿频多、下肢酸沉疼痛等症均为肝肾不足、血脉不活之象，故又加川断、桑寄生、狗脊、鸡血藤、丹参、葛根等补益肝肾，强筋壮骨，活血通络，疗效颇佳。充分体现出祝氏治疗糖尿病合并症的遣方用药特点。

糖尿病伴大动脉炎

张某，女，44 岁，工人。1995 年 4 月 10 日初诊。

主诉：高血压 20 年，左上肢无脉、乏力、口渴易饥 2 年。

患者因间断性心悸、气短，血压增高 20 年，左上肢无脉 3 个月，于 1993 年 2 月住本院，确诊为多发性大动脉炎（混合型）、高脂血症，同时因口渴、饥饿感明显，血糖增高诊为糖尿病，并用优降糖治疗。住院中行左肾动脉球囊扩张术及左肾自体移植手术，血压得以控制而出院。但近 3 个月以来，血糖控制不理想而来求治。

现症：乏力口渴，饥饿感明显，心前区及左肩背疼痛，心慌失眠，双下肢酸沉发冷，肠鸣便溏，大便每日 2 次。4 天前查空腹血糖 10.2mmol/L，午餐后 2 小时血糖 15.9mmol/L，尿糖 100mg/dl。现口服优降糖每次 2.5mg，每日 3 次。舌淡黯，苔白，脉沉细无力。

辨证立法：气阴两伤，心血不足，瘀血阻络。治宜益气养阴，补心安神，活血化瘀。方用降糖对药方、生脉散合补阳还五汤加味。

处方：生黄芪 50g，生、熟地各 15g，苍、白术各 10g，玄参 20g，丹参 30g，川芎 10g，赤芍 15g，地龙 10g，鸡血藤 30g，麦冬 10g，五味子 10g，酸枣仁 15g，首乌藤 15g，女贞子 10g。水煎服。

治疗经过：二诊（1995 年 4 月 24 日）：药后口干、饥饿感均好转，入睡较佳，大便成形，空腹血糖 8.0mmol/L，但仍心前区及左肩背疼痛，下肢酸沉，舌脉同前，易方如下：

生黄芪 50g，生、熟地各 15g，苍、白术各 10g，玄参 20g，丹参 30g，葛根 15g，党参 10g，麦冬 10g，五味子 10g，菖蒲 10g，郁金 10g，羌活 10g，赤芍 10g，枸杞子 10g，川断 15g，桑寄生 20g，狗脊 15g。

三诊（1995 年 5 月 22 日）：药后诸症减轻，空腹血糖为 6.4mmol/L，故将优降糖减至 2.5mg，每日 2 次，守方继服。

四诊（1995 年 8 月 28 日）：以上方加减治疗 3 个月，自觉症状不明显，大便偏溏，近查空腹血糖 8.8mmol/L，午餐后 2 小时血糖 12.8mmol/L。拟配丸药方巩固：

生黄芪 120g，生、熟地各 50g，苍、白术各 30g，玄参 50g，丹参 90g，葛根 50g，党参 30g，麦冬 30g，五味子 30g，苏、藿梗各 30g，白芷 30g，生薏苡仁 60g，川断 60g，鸡血藤 90g。共研细末，水泛为丸，如梧桐子大小，每服 10g，每日 3 次。

1998 年 10 月 26 日随诊，病情稳定，化验空腹血糖为 8.4mmol/L，午餐后 2 小时血糖为 9.7mmol/L。

按：本案临床主症有二：即糖尿病之乏力、口渴、易饥等气阴两伤证和大动脉炎之心悸，心前区及左肩背疼痛、左肢无脉等心脉瘀阻证。故治以降糖对药方益气养阴、止渴降糖；生脉散合补阳还五汤强心复脉、益气活血。又因素有脾虚湿阻之肠鸣便溏表现，再加入苍术、白术、苏梗、藿梗、白芷、生薏苡仁燥湿健脾止泻等药，此即"有是证即用是药"之理。

247

《发热待查》

韩某，女，64 岁，退休工人。1994 年 6 月 3 日初诊。

主诉：午后发热伴咳嗽 4 个月。

患者平素抑郁不伸，今年 2 月感冒后始午后发热，体温 37.5～38.1℃，伴咽喉不适，咳嗽少痰，偶有 3～4 天体温可正常，但情绪波动或生气后旋即发热又作。发热时手足心热、口咽干燥、心慌心烦、后背感恶风。曾两次胸部 X 线检查，化验血、尿常规、血沉等，均正常。间断用抗生素及止咳化痰药治疗无效，近半月午后体温持续在 37.5～38℃，由家人扶持来诊。

现症：午后发热，胸闷咳嗽，口咽干燥，五心烦热，神疲乏力，食少便溏，稍活动则气短，生气后体温升高。舌淡红，苔薄白，脉细弦。

辨证立法：肝郁脾虚，木火刑金。治宜疏肝健脾，凉血清热，宣肺止咳，选逍遥散加味。

处方：柴胡 10g，薄荷 10g，当归 10g，白芍 10g，茯苓 15g，黄芩 15g，丹皮 15g，地骨皮 15g，白薇 10g，秦艽 10g，白茅根 30g，紫菀 10g，白前 10g，生甘草 6g。14 剂。

二诊（1994 年 6 月 17 日）：服药 3 剂，体温即恢复正常，咳嗽告愈，纳食增加，精神体力均好转。续服上方至今，未再发热，现小便不畅，尿道不适感。守方加石韦 15g、鸡血藤 30g，再服 14 剂。

三诊（1994 年 7 月 1 日）：自行来诊，体力倍增，能操持家务，体温正常，唯仍感手足心热，尿道不适。守方加芦根 30g，再服 14 剂。半年后随诊，未再复发。

按：《经》云："阳气者，烦劳则张"。指出人体应经常保持心情舒畅，劳逸有节，避免烦劳。本案属内伤发热，因肝气素郁，烦劳则气郁化火，复感风热，两阳相劫，犯肺克脾，是故午后低热，数月难愈。其辨证要点为每因情绪波动则发作或加重，且郁火日久伤阴又兼阴虚内热之象。祝氏治疗时把握气郁化火、阴伤内热之病机，选用逍遥散疏肝解郁、健脾和营，加丹皮、地骨皮、白薇、秦艽、黄芩、白茅根凉血滋阴清热，紫菀、白前宣肺止咳，方证合拍，半月取效。叶天士云："郁则气滞，久必化热，热郁则津液耗而不流，升降之机失度。"可见情志郁结可以继发种种病变，也是内伤发热的病理基础之一。

《慢性萎缩性胃炎》

刘某，男，64 岁，干部。1993 年 8 月 10 日初诊。

主诉：胃脘痞闷伴间断性呃逆、便溏 1 年余。

患者平素胃弱食少，身体消瘦。近 1 年多来胃脘痞闷，嘈杂不适，食后加重，经常呃逆频作，大便不成形。某医院胃镜检查诊断为慢性萎缩性胃炎和反流性食管炎。经口服三九胃泰、吗丁啉等药半年无明显效果。

现症：胃脘痞闷，嘈杂不适，食后加重，咽喉如物梗阻，甚则干呕反胃，呃逆嗳气则舒，乏力消瘦，口干不思饮，喜热食，大便尚成形。舌淡黯，苔白满，脉沉弦。

辨证立法：脾胃不和，湿浊中阻，气机郁滞。治宜和胃降逆、燥湿化浊，调畅气机，方用旋覆代赭汤合平胃散、调气对药方加减。

处方：旋覆花10g（包），代赭石30g（先下），沙参15g，半夏10g，白术10g，厚朴10g，陈皮10g，桔梗10g，枳壳10g，杏仁10g，薤白10g，菖蒲10g，佩兰叶10g，蒲公英20g，生甘草10g。

二诊（1993年9月21日）：服药1月余，胃脘痞闷减轻，进食增加，仍时有干呕，近日舌尖溃疡疼痛，口干思饮，舌红，脉弦滑。证属气郁化火，郁火上炎，易方用逍遥散加减以疏肝和胃，清热泻火。

丹皮10g，黄芩10g，柴胡10g，薄荷6g，当归10g，白芍10g，茯苓15g，白术10g，厚朴10g，陈皮10g，桔梗10g，枳壳10g，沙参15g，麦冬10g，五味子10g，蒲公英20g，生甘草6g。

三诊（1993年10月19日）：舌尖溃疡疼痛、口干告愈，但呃逆频发。拟原方加丁香3g、柿蒂10g，再服半月。

四诊（1993 年 12 月 14 日）：药后诸症告愈而停药。近 1 周又有反复，口干黏伴乏力、纳差、咽堵、脘痞、呃逆、矢气多。舌黯红，苔白，脉沉细。证属中虚气滞，湿浊内阻，胃气上逆。治以健脾益气，和胃降逆，调畅气机为主。

党参 10g，白术 10g，茯苓 10g，炙甘草 6g，陈皮 10g，丁香 3g，柿蒂 10g，桔梗 10g，枳壳 10g，薤白 10g，杏仁 10g，炒神曲 10g，菖蒲 10g，佩兰叶 10g，升麻 5g。

服药 1 个月，诸症均减，复查胃镜示：胃部浅表性胃炎～萎缩性胃炎，食管炎。以上方加减连服 10 个月，诸症告愈，再次复查胃镜仅为浅表性胃炎，食管炎已愈。

按：祝氏曾将施今墨先生治疗胃肠病经验总结为十法：寒宜温，热宜清，虚宜补，实宜消，痛宜通，腑实宜泻，肠滑宜涩，呕逆宜降，嘈杂宜和，津枯宜生。说明慢性胃肠病的病因繁多、病情复杂，临床上单纯的寒、热、虚、实现象少见，治疗也不宜应用一派纯寒或纯热之药。本案病程年余，病位波及脾、胃、肝、胆等脏腑，病机主要为脾胃不和，湿浊中阻，胃气上逆，肝胆气郁，郁火上炎。因此祝氏在治疗时，根据病情发展的不同阶段，相兼应用了旋覆代赭汤和丁香柿蒂汤之降、调气对药方之通、五味异功散之补、平胃散之消、丹芩逍遥散之清、生脉散之润，不仅使患者的自觉症状得以改善和消除，而且两

251

次胃镜复查证实已使病变由萎缩性胃炎逐渐逆转为浅表性胃炎，食管炎痊愈。但"王道无近功"，本案非长期坚持治疗不能取效。

《 总胆管结石术后伴胆道蛔虫症 》

高某，男，50岁，农民。1979年3月27日初诊。

主诉：总胆管结石取石术后黄疸不退1个月。

患者于3年前突感右上腹疼痛，伴发热、恶心、呕吐，经当地医院对症治疗后缓解。以后每隔1~2个月即发作一次，并伴巩膜皮肤黄染。1979年2月26日以"总胆管结石、梗阻性黄疸"住院经胆总管切开术，取出1cm×1cm大小结石2块和死蛔虫1条。术后置"T"管引流1个月，但黄疸消退不明显，怀疑胆道又有蛔虫堵塞，乃邀中医会诊。

252

现症：体温正常，巩膜皮肤黄染，口干苦，纳食不下，时有呃逆，胸胁胀闷，胃脘痞满，小便黄赤。舌淡红，苔黄，脉弦滑。

辨证立法：肝胆气郁，湿热蕴结。治宜清热利胆，疏肝理气。方用大柴胡汤加减。

处方：柴胡10g，黄芩10g，半夏10g，白芍15g，枳实10g，酒大黄5g，茵陈30g，金钱草30g，炙甘草6g，生姜3片，大枣5枚。6剂。

治疗经过（1979年4月3日）：药后黄疸略减，呃逆仍明显，守方加旋覆花10g（包）、代赭实30g（先下），再服 6 剂。

三诊（1979 年 4 月 10 日）：呃逆已止，纳食增加，黄疸减轻，昨日拔除"T"引流管时，发现内有 1 条死蛔虫，舌脉同前。守方再服 6 剂。

四诊（1979 年 4 月 7 日）：黄疸消退，无特殊不适，守方连服 10 剂病愈出院。

按：肝为风木之脏，性喜条达而恶抑郁。胆附于肝，为中清之府司胆汁输泄。七情所伤，寒温失常则气郁不舒，湿热蕴结，煎熬胆汁成石；饮食不洁则蛔虫内生上扰，湿热郁蒸胆汁，溢于皮肤则发黄。本案虽经手术取石，但黄疸日久不消，说明湿热蕴结的病变仍未解除，可能导致结石再生。祝氏根据"六腑以通为用"的原则，投以大柴胡汤清泄肝胆湿热，并重加茵陈、金钱草利胆排石；旋覆花、代赭石和胃降逆，湿热去除则胆汁排泄通畅，黄疸得以消退。

253

《干燥综合征》

郑某，女，45 岁，工人。1992 年 7 月 30 日初诊。

主诉：口、眼干燥 3 年。

患者 3 年来口干咽痒，唾液少，周期性口腔溃疡。眼干涩无泪，阴道干涩，逐渐加重，本院免疫内科诊断为干燥综合征，间断服中西药治疗症状不缓解。

现症：口腔干燥，舌干痛，咽痒，咽干食困难。眼干涩无泪，皮肤瘙痒，阴道干涩，无白带，性交时易出血。大便干燥，需服通便药物。头昏纳差，腰酸耳鸣，月经提前1周，10～15天干净。舌红苔白，乏津，脉细弦。

辨证立法：气阴两伤，肝肾精亏，虚火上炎。治宜益气养阴，补益肝肾，清热润燥。方用补中益气汤合增液汤加减。

处方：生黄芪30g，党参10g，白术10g，升麻5g，柴胡10g，当归10g，生地15g，麦冬10g，玄参20g，生蒲黄10g（包），蒲公英20g，黄芩10g，黄连5g，知母10g，黄柏10g，生甘草6g。14剂。

二诊（1992年8月13日）：药后头昏纳差好转，口腔未溃疡，大便通畅，但脘腹胀闷，仍口眼干燥，皮肤瘙痒，阴道干涩。舌淡红，苔白，脉沉细。守方去生地、麦冬、玄参、黄芩、黄连、生蒲黄、蒲公英，加枸杞子10g、天花粉20g、白蒺藜15g、地肤子15g。再服14剂。

三诊（1992年8月27日）：口干、皮肤瘙痒均减轻，阴道有少量津液能润，大便通畅，仍眼干涩，咽痒，舌痛。易方用圣愈汤加味。

党参10g，生黄芪30g，当归10g，白芍20g，生、熟地各10g，川芎10g，白术15g，川断15g，女贞子10g，枸杞子10g，菊花10g，白蒺藜10g，地肤子15g。

四诊（1992年9月3日）：口干减轻许多，有少量唾液，阴道不干。仍目干涩不适，治用一贯煎加味。

枸杞子10g，生地15g，白芍15g，沙参15g，麦冬

254

10g，川楝子 10g，柴胡 10g，升麻 10g，菊花 10g，五味子 10g，生山楂 15g，益母草 20g。

五诊（1992 年 9 月 20 日）：药后目干涩减轻，口干不明显，原方加制首乌、女贞子、天花粉、生黄芪等配制蜜丸常服，以资巩固。

按：干燥综合征出现一派津液亏损，脏腑组织空窍失却濡养滋润的临床表现，相当于中医的内燥证。但燥证之因有阴虚津亏、气不化津、血虚风燥、瘀血阻络等种种不同，故又不可独执一法治疗。本案患者年过四十，肝肾精亏，冲任虚损，津液不润故口眼干燥，阴道干涩，腰酸耳鸣，大便秘结；阴虚则内热，燥热内盛则口舌溃疡疼痛，皮肤瘙痒；阴虚及气，中气虚馁，故头昏纳差，脘腹胀闷。治疗先后用补中益气汤、圣愈汤补中益气养血，配增液汤、一贯煎养阴生津润燥；芩、连、柏、知母、蒲公英清热泻火，均针对病情而施。寓有"善补阴者，必于阳中求阴，则阴得阳升而泉源不竭"之意。

255

颈椎间盘膨出症

陈某，女，39 岁，医生。1993 年 6 月 21 日初诊。

主诉：颈背双肩剧痛半年，加重 3 个月。

患者因长期伏案工作，半年前某天睡眠受凉后遂感颈背、双肩疼痛，活动后加重，逐渐发展至双手发麻。某医院颈椎像检查示骨质增生。3 个月前进行局部牵引治疗，但数天后疼痛剧烈，活动受限。核磁共振检查发现颈$_{3\sim6}$椎间盘膨出，考虑症状为压迫神经导致，经理疗及口服多种止痛药治疗无效。

现症：颈背、双肩剧痛，俯仰转颈不能自如，双手麻木，因疼痛夜间坐卧不安，不能入睡，口干不思饮，怕热汗出，二便如常，舌淡红，脉细弦。

辨证立法：寒湿阻络，督脉不通。治宜散寒除湿，通络止痛，方用四藤一仙汤加味。

处方：鸡血藤 30g，海风藤 15g，络石藤 15g，钩藤 15g，威灵仙 15g，片姜黄 10g，桑枝 30g，葛根 15g，羌、独活各 10g，生地 10g，细辛 3g。14 剂。

二诊（1993 年 7 月 5 日）：服药 4 剂，颈背、肩部疼痛明显减轻，俯仰转颈好转，能平静入睡，故又续服 10 剂。现口干思饮，怕热多汗，手麻，舌偏红，脉细弦。考虑此为寒湿化热之象，守方加黄芩 10g，黄连 5g，生黄芪 30g，再服 14 剂。

三诊（1993 年 8 月 13 日）：服药后疼痛基本控制，颈项活动自如，手已不麻，汗出怕热好转。但 1 周前睡沙发后诸症又有反复，舌淡黯，脉细弦。仍宗前法，用黄芪桂枝五物汤合四藤一仙汤加羌活、独活、片姜黄各 10g，豨莶草 20g，桑枝 30g，再服 14 剂。1 年后随诊，未再反复。

按：颈椎骨质增生或椎间盘膨出主要表现为颈项疼痛，俯仰转侧不利，有时可连及后脊肩背。中医认为颈项后脊属督脉与足太阳膀胱经所循行之部位，《难经》

云："督之为病，脊强而厥"。《伤寒论》之风寒邪气客于太阳经，经输不利亦可"头项强痛"，其至"项背强几几"。本案祝氏辨为寒湿阻于太阳经络，督脉不通之证。治疗以四藤一仙汤驱风除湿、散寒通络为主，加羌、独活辛温以通督脉，散太阳经寒湿；葛根甘辛平，解肌祛风，缓急止痉，专治项背拘急之疼痛；片姜黄配桑枝通达手臂而止痛；生地配细辛直入少阴而温经，药证合拍，顽痛乃除。

《白 癜 风》

刘某，女，32岁，干部。1994年11月17日初诊。

主诉：皮肤白斑5年。

患者1989年人流术后发现双下肢皮肤有对称性斑片状色素脱失，不痛不痒。1991年曾因两次怀孕后胚胎发育不良而行人流手术，其后胸腹部出现大片状色素脱落斑，逐渐扩大，继之融合。为此而离婚，心情极为苦恼。今年夏天双手背皮肤又有小片状色素脱失斑数块，因来求治。

现症：双手背、双下肢皮肤有小片状色素脱失斑，胸腹部皮肤大片状色素脱失斑，相互融合。情志抑郁，胸闷太息，心烦易怒，失眠多梦，月经量少。舌偏红，脉细弦。

辨证立法：肝郁气滞，血虚风燥。治宜疏肝解郁，养血祛风。方用逍遥散加减。

处方：柴胡 10g，薄荷 10g，当归 10g，白芍 10g，茯苓 10g，白术 10g，丹皮 10g，紫草 10g，白蒺藜 10g，地肤子 10g，白鲜皮 10g，桑白皮 10g，丹参 30g，甘草 6g。

二诊（1994 年 12 月 1 日）：服药半月，胸闷太息、心烦易怒减轻，守方加鸡血藤 30g，再服 20 剂。

三诊（1994 年 12 月 22 日）：欣喜来告，双手背及下肢皮肤白斑明显变红，胸腹部色素脱失部位亦呈粉红色，守方加补骨脂 10g 再服 14 剂。

四诊（1995 年 1 月 5 日）：手背皮肤白斑已接近正常，下肢、胸腹部白斑亦有较均匀的色素沉着出现，守方继服 20 剂，以资巩固。

按：祝氏认为白癜风的发病大多以精神刺激或精神过度紧张为诱因，病位在肝肾。肝藏血而主疏泄，本案因七情内伤，气机失调，导致血虚生风，皮肤失养。故治疗用逍遥散疏肝解郁、养血和营为主，所加丹皮、紫草、丹参、鸡血藤、白蒺藜、地肤子、补骨脂等均有和血祛风、消斑美容之功能，而疗效的取得是遵循辨证论治的结果。

功能性子宫出血

冯某，女，37 岁。1992 年 11 月 20 日初诊。

主诉：月经量多伴头晕、面色苍白 10 年。

患者 10 年前产后出现月经量多，每次经期提前 7～

10天，夹有紫黑色大血块，浸透内裤，持续 7～8 天始干净。由于失血频繁导致贫血，多次检查血红蛋白在 60～70g/L 之间，妇科诊断为功能性子宫出血。行经前头晕欲倒，乏力心慌，小腹下坠。末次月经 11 月 10 日，近查血红蛋白 66g/L。

现症：面色萎黄不华，语言低微，头晕乏力，大便干结。既往有慢性胆囊炎，经常右上腹隐痛。舌淡齿痕，舌缘可见多处瘀斑、瘀点，脉沉细无力。

辨证立法：气血两虚，冲任不固，因虚致瘀。治宜益气养血，固摄冲任，兼止血化瘀。方用圣愈汤加味。

处方：生黄芪 30g，党参 10g，当归 5g，川芎 5g，白芍 30g，生、熟地各 10g，川断 15g，桑寄生 20g，菟丝子 10g，艾叶炭 10g，生蒲黄 10g（包），茵陈 15g，金钱草 30g。水煎服。

二诊（1992 年 12 月 18 日）：服药 28 剂后头晕心慌减轻，大便通畅、有力多了，12 月 5 日月经来潮，提前 4 天，经量明显减少，但仍有血块。昨查血红蛋白为 75g/L。舌淡胖，脉沉细。仍守前法为治。

生黄芪 30g，党参 10g，当归 5g，川芎 5g，生、熟地各 10g，白芍 20g，苍、白术各 10g，延胡索 10g，川断 15g，桑寄生 20g，菟丝子 10g。

三诊（1993 年 1 月 11 日）：药后 12 月 26 日行经，量色正常，略感腹痛，血块不多，5 天干净。嘱其早服妇女痛经丸 9g，晚服茴香橘核丸 9g，共 20 天。

四诊（1993 年 2 月 22 日）：月经提前 8 天，经量

259

不多，自觉腰酸，舌淡红，边瘀斑减少，脉细滑。

生黄芪 30g，党参 10g，当归 5g，川芎 5g，生、熟地各 10g，白芍 10g，枸杞子 10g，山萸肉 10g，川断 15g，桑寄生 20g，菟丝子 10g，生山楂 15g，丹参 30g，生蒲黄 10g（包）。10 剂，后继服三诊丸药。

以上法为主又治疗 3 个月，患者月经恢复正常，头晕心慌消失，舌边瘀斑瘀点明显减少或变浅，血红蛋白上升至 98g/L。随诊半年，未再反复。

按：功能性子宫出血属于中医崩漏或月经量多的范畴。本案虽辨证为气血两虚，冲任不固，血不归经，但因病程日久，血液耗伤，血流无力而涩滞，故又夹有瘀血作祟，如经行腹痛、经血紫黑血块、舌边瘀斑瘀点均是瘀血见症。此是因虚致瘀，治疗宜补不宜攻，所以祝氏均以圣愈汤合寿胎丸为基本方加减（当归、川芎均用少量），即"止血以塞其流"之意；俟经量、经期恢复正常，而经血伴血块、舌边瘀斑未消时，则在原方加入丹参、生山楂、延胡索、生蒲黄养血化瘀，寓"逐瘀以生新"之理。至于平时所服人参归脾丸、妇女痛经丸（含丹参、延胡索、生蒲黄、五灵脂），其治疗原则与补虚逐瘀的汤药作用相同，并可节省熬药之麻烦。

子宫内膜异位症

杨某，女，33 岁，工人。1994 年 4 月 28 日初诊。

主诉：面部黄褐斑 12 年，经行腹痛 4 年。

患者月经初潮 13 岁，周期及经量均正常。自 20 岁后双颊出现黄褐斑，逐渐加重。4 年来每于行经则小腹胀坠疼痛，不思饮食，严重时需服止痛片，经行畅则疼痛缓解。某医院妇科诊断为子宫内膜异位症，间断服氟灭酸等止痛西药。

现症：双颊有较深之黄褐斑，平素腰酸膝软，白带量多。末次月经 4 月 17 日，小腹胀坠疼痛剧烈，放射至腰部，喜暖怕寒，伴恶心欲吐，经行不畅，有紫黑小血块，4 天干净。舌淡苔白，脉沉细。

辨证立法：寒凝胞脉，气滞血瘀。治宜散寒止痛，行气活血。遵经后服丸药之旨，先用茴香橘核丸，早服 9g；妇女痛经丸，晚服 9g。

二诊（1994 年 5 月 19 日）：5 月 19 日月经来潮，经色紫黑，仍腹痛剧烈，又服止痛西药。舌淡黯，脉细弦。拟艾附四物汤加减：

艾叶 10g，香附 10g，当归 10g，川芎 10g，生、熟地各 10g，白芍 10g，丹皮 10g，茜草 10g，生蒲黄 10g（包），橘核 10g，荔枝核 15g，乌药 10g，延胡索 10g，川断 15g，桑寄生 20g。14 剂，水煎服。

三诊（1994 年 7 月 7 日）：上次月经 6 月 10 日，腹痛减轻，经色转红，未服止痛药。昨日又行经，未腹痛，小腹略胀，舌脉同前。

守方去丹皮、茜草、乌药，加菟丝子 10g，服 6 剂后再服初诊之丸药。

四诊（1994 年 7 月 28 日）：面部黄褐斑变浅，月经将至，守方加乌药 10g，再服 6 剂。

五诊（1994 年 8 月 5 日）：8 月 1 日行经，无特殊不适，痛经控制。拟配丸药如下：

琥珀 30g，制乳、没各 15g，丹皮 30g，茜草 60g，穿山甲 30g，皂角刺 30g，生山楂 100g，炙龟板 60g，夏枯草 6g，橘核 60g，荔枝核 60g，延胡索 30g，川芎 30g，白芷 30g。共研细末，炼蜜为丸，每丸重 10g，每饭后服 1 丸。

按：异位在宫腔外的子宫内膜组织，可接受雌性激素刺激，发生周期性出血，故谓之子宫内膜异位症。由于这种出血能引起周围组织的纤维增生和粘连，使痛经程度随病程发展日益严重。祝氏认为本病以寒凝胞脉、血瘀气滞多见，常以艾附四物汤加乌药、炒小茴、橘核、荔枝核、延胡索等温经散寒，活血行气止痛；血块多加丹皮、茜草、生蒲黄；月经量多加川断、桑寄生、菟丝子。总之，治疗痛经不宜过用苦寒之药，因寒性凝滞，过用则血瘀不畅形成瘀块。本案痛经控制后，所拟活血行气、软坚散结丸药，乃考虑其有缓慢消除宫腔外纤维增生和减少粘连的作用，以图根治。

原发性不孕症

石某，女，30 岁，职员。1994 年 4 月 29 日初诊。

主诉：婚后 7 年未孕。

患者月经初潮 14 岁，周期及经量均正常。23 岁结婚，婚后夫妇同居，迄今 7 年未孕，多方诊治无效，今年 2 月妇科检查无异常，输卵管碘油造影双侧通畅，宫颈黏液检查有典型的羊齿状结晶。男方 4 月 25 日某医院查精液常规：总数 9500 万，活动度 13%，畸形 6%。血型男方 O 型，女方 B 型。

现症：略感乏力，大便偏溏，余无所苦。近 1 年月经后错 7～10 天，经量不多。末次月经 4 月 19 日。舌尖红，脉细弦。

辨证立法：肾虚精亏，冲任失调。治宜补肾益精，调理冲任。方用促孕基本方加减。

处方：广木香、当归、益母草、赤白芍、川芎、羌活、菟丝子、覆盆子、五味子、枸杞子、车前子、韭菜子、女贞子各 30g，蛇床子 20g，川断、紫河车各 60g。诸药共研细末，炼蜜为丸，每丸重 10g。嘱返当地后男女双方同服，每次 1 丸，每日 3 次。

治疗经过：1994 年 7 月 26 日来信告知，双方自 5 月 25 日开始服药，7 月中旬女方月经未至，阴道有少量血性分泌物，当地医院诊为早孕，给予安宫黄体酮片口服保胎。祝氏回信为疏保胎八味方：

白术 10g，黄芩 10g，苏叶 5g，砂仁 3g，白扁豆 15g，川断 10g，桑寄生 10g，菟丝子 10g，陈皮 10g，生黄芪 10g，20 剂。其后足月顺产生子。

按：妇女受孕的关键在于肾气的旺盛和精血的充

263

沛，肾藏精而主生殖，维系冲任二脉，肾虚气馁则不能摄精成孕，冲任失调则经期衍后量少。祝氏认为妇女婚后久不受孕，有时与男方亦有密切关系，男方肾虚精冷可致精子活力降低不孕，尤其是双方血型为O型和B型时，易发生排异现象，不仅不易怀孕，而且容易流产，本案即属此种病情。治疗时选用促孕基本方，既可补肾益精、调畅气血，又能消除免疫性血型抗体，男女双方同治，终使7年不孕之顽症患者怀孕产子，取效满意。

《 高催乳素血症 》

樊某，女，39岁，干部。1993年4月5日初诊。

主诉：泌乳2年，闭经3个月。

患者自1991年发现双乳头有触发泌乳，本院内分泌科化验血清催乳素增高，头颅CT及MRI检查示垂体微腺瘤，诊断为高催乳素血症。给予溴隐亭治疗，泌乳减少，但因药价较贵而不能长期服用而停药。平素月经量少，近3个月闭经，求治于中医。

现症：双侧乳头溢液较多，月经3个月未行。面色晦黯，头痛头晕，口干思冷饮，心烦易急，腰酸乏力，下肢轻度水肿，白带极少。舌红黯，苔白，脉细滑。

辨证立法：气血失调，肝肾不足。治宜活血行气，补益肝肾，方用血府逐瘀汤加减。

处方：当归 10g，川芎 10g，赤、白芍各 10g，生地 10g，桃仁 10g，红花 10g，柴胡 10g，桔梗 10g，枳壳 10g，益母草 30g，生山楂 15g，王不留行 10g，生牡蛎 30g（先下），甘草 6g。14 剂，水煎服。

治疗经过：二诊（1993 年 4 月 19 日）：药后泌乳减少，月经未至，仍心烦易急，腰酸膝软，白带量少，舌脉同前。

守方去生牡蛎加川断 15g、女贞子 10g、刘寄奴 10g，14 剂。并嘱服汤药后继续早服八珍益母丸 1 丸，晚服八宝坤顺丸 1 丸。

三诊（1994 年 6 月 14 日）：药后 4 月 22 日及 5 月 29 日两次月经来潮，经量中等，4～5 天干净，仍有少量触发泌乳，下肢肿胀。舌黯红，脉细弦。嘱再服原方 14 剂后配丸药巩固。

265

当归 30g，川芎 30g，赤芍 60g，生、熟地各 30g，桃仁 30g，红花 30g，柴胡 30g，桔梗 30g，枳壳 30g，益母草 100g，茺蔚子 60g，苍、白术各 30g，生薏仁 90g，白蒺藜 30g，橘核 60g，荔枝核 60g，甘草 20g。共研细末，炼蜜为丸，每丸重 10g，每饭后服 1 丸。1 年后随诊，月经正常来潮，泌乳基本控制。

按：高催乳素血症出现泌乳症状时，可见于中医"乳泣"病。《妇人大全良方》云："有未产前乳汁自出者，谓之乳泣，生子多不育"。妇女以血为本，乳汁为气血所化生，乳头属足厥阴肝经，肝气的疏泄和肝血的畅旺直接影响乳汁的通调。祝氏对泌乳一般分虚实论治：凡气虚不能固摄，乳汁自溢者，用补中益气汤、圣愈汤之类补益气血敛乳；若肝经气血郁滞化热，迫乳外溢者，则用四逆散、血府逐瘀汤等调理气血以通乳。本案因伴有闭经、面色晦黯、头痛头晕、口干思冷饮、心烦易急等血瘀气滞、郁热内炽症状，故以血府逐瘀汤为主活血行气通经，配八珍益母丸、八宝坤顺丸补肝肾气血，所谓"通其月经则乳汁不行"，属标本同治之法。